100 Questions of Colorectal Tumour
for Natural Orifice Specimen Extraction Surgery

结直肠肿瘤
经自然腔道取标本手术 100 问

主　审　王锡山

主　编　胡军红　汤庆超　关　旭

副主编　孙学军　江　波　王晨宇

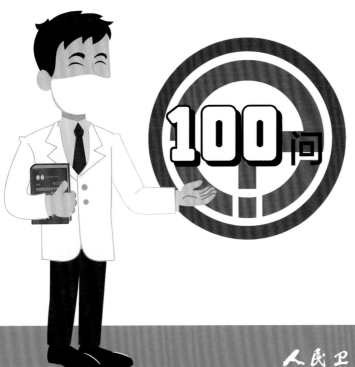

100问

人民卫生出版社

·北京·

图书在版编目（CIP）数据

结直肠肿瘤经自然腔道取标本手术 100 问 / 胡军红，汤庆超，关旭主编 . —北京：人民卫生出版社，2020.8

ISBN 978-7-117-30264-7

Ⅰ.①结… Ⅱ.①胡…②汤…③关… Ⅲ.①结肠疾病—肠肿瘤—外科手术—问题解答②直肠肿瘤—外科手术—问题解答 Ⅳ.①R730.56-44

中国版本图书馆 CIP 数据核字（2020）第 136532 号

人卫智网	www.ipmph.com	医学教育、学术、考试、健康，购书智慧智能综合服务平台
人卫官网	www.pmph.com	人卫官方资讯发布平台

结直肠肿瘤经自然腔道取标本手术 100 问

Jie-Zhi Chang Zhongliu Jing Ziran Qiangdao
Qu Biaoben Shoushu 100 Wen

主　　编：胡军红　汤庆超　关　旭
出版发行：人民卫生出版社（中继线 010-59780011）
地　　址：北京市朝阳区潘家园南里 19 号
邮　　编：100021
E - mail：pmph @ pmph.com
购书热线：010-59787592　010-59787584　010-65264830
印　　刷：北京盛通印刷股份有限公司
经　　销：新华书店
开　　本：710×1000　1/16　印张：11
字　　数：203 千字
版　　次：2020 年 8 月第 1 版
印　　次：2020 年 8 月第 1 次印刷
标准书号：ISBN 978-7-117-30264-7
定　　价：119.00 元

打击盗版举报电话：010-59787491　E-mail：WQ @ pmph.com
质量问题联系电话：010-59787234　E-mail：zhiliang @ pmph.com

编 者（以姓氏拼音为序）

蔡建春　厦门大学附属中山医院
关　旭　国家癌症中心/中国医学科学院肿瘤医院
胡军红　河南大学淮河医院
胡茜玥　国家癌症中心/中国医学科学院肿瘤医院
江　波　山西省肿瘤医院
马　丹　陆军军医大学第二附属医院（新桥医院）
彭　健　中南大学湘雅医院
孙　锋　广州中医药大学第一附属医院
孙学军　西安交通大学第一附属医院
汤庆超　哈尔滨医科大学附属第二医院
王晨宇　河南大学淮河医院
王贵玉　哈尔滨医科大学附属第二医院
王锡山　国家癌症中心/中国医学科学院肿瘤医院
张军杰　河南大学淮河医院
郑阳春　四川省肿瘤医院

编写秘书　葛　政　李兴旺　周世灿　朱亿豪

3

序

2020年新冠肺炎疫情打乱了中国人传统佳节的喜庆，给中国和世界带来了灾难，也带来了考验。在这场疫情阻击战中，医务人员诠释了使命与担当，演绎着对抗病魔的大爱无疆。前线医务人员与病毒零距离搏斗，后方的医务人员精准防疫、有序工作。疫情终将过去，眺望窗外迎春花开，萱草破土，柳树泛绿，玉兰盛开，已感春天来临，令人心情大好。此时收到胡军红教授《结直肠肿瘤经自然腔道取标本手术100问》手稿，阅罢心情更佳。一是感动，军红教授在疫情期间笔耕不辍，完成书稿；二是百问百答形式很好，灵活有针对性，直面问题；三是每个问题之后作一短诗，提纲挈领，方便理解记忆，有画龙点睛之效果；四是大家关注经自然腔道取标本手术（natural orifice specimen extraction surgery，NOSES），梳理分类各种问题，答疑解惑，有助于NOSES的进一步发展。

掩卷沉思，归纳总结，NOSES的诞生与进步，实质上应是以下问题。

一、观念与技术问题

大家知道，理念与技术相辅相成，远古时代受宗教影响，医学发展缓慢；而近代人类已有的知识与经验以及惯性思维又左右了我们的技术发展。NOSES的主要特点是经自然腔道取出标本，好处不必详谈。大众和医师都很容易接受经肛门取标本，但对经阴道取标本却疑惑众多，原因不是安全，而是观念。然而在临床实践中，我们却发现女性患者反而较为容易接受这个理念。当我们把它科学地看成人体的一个结构、一个器官，勿特殊化，问题就迎刃而解。所以NOSES发展的不是技术问题，更是观念问题。

二、创新与发展的问题

技术创新也就是科学的进步。一味求全责备，既不利于一项创新技术的发展,也不利于一个学科的发展。医学只有发展才是硬道理。既然我们可以在全腹腔镜下完成器官的切除与消化道的重建,那么只剩一个问题,即如何把标本取出。那为什么不选择一个没有瘢痕的切口,为什么不选择一个没有疼痛的切口,为什么不选择一个隐蔽的切口。创新思维才能满足社会不断发展的要求,而 NOSES 创新满足了患者的要求,因而创新与发展才能共同前行。

三、时代产物与人民需求的问题

医学的发展依赖其他学科的发展,如光、电、工程、材料学及美学。21 世纪,微创外科是方向,在微创技术、平台设备和微创器械得到长足发展的基础上,医师的技术不断提高,方能逐步满足患者日益增长的需求。患者的要求就是医师的追求。回望百余年,开腹手术是主流;近观三十年,微创理念与技术大发展;而展望未来,创新的手术一定是未来的主流。每一种技术都是时代的产物,NOSES 也不例外。它为医师带来成就感,为患者带来众多利益与好处。NOSES 符合时代的要求,也是未来的发展方向。

畅想明天,医学发展必将逐步完善,医学的技术也会层出不穷,但技术与学科的发展永远以满足人民日益增长的需求为目的。NOSES 作为时代的产物,势必不断完善与提高,以其实际成果来诠释 NOSES 存在的价值与意义。在此,小诗一首,作为结束语,是为序。

道中有道 NOSES,
全国专家齐悟道,
医患共享幸福道,
患者受益是王道。

王锡山

2020 年 3 月 19 日

腹腔镜结直肠肿瘤经自然腔道取标本手术(natural orifice specimen extraction surgery,NOSES)是目前广受瞩目的一门微创技术,它由国家癌症中心/中国医学科学院肿瘤医院王锡山教授首创,经过近几年的丰富和发展,已经形成了一套完整的技术和理论体系。该技术号称微创中的微创,应用范围广泛,技术流程和路线清晰,患者受益较大,且易学易掌握,能够在不同级别的医院普及和推广,目前国内学术界已经掀起了学习、实践、研究 NOSES 的潮流,同时由王锡山教授主编的《经自然腔道取标本手术学——胃肠肿瘤》一书已经被翻译成英语、俄语、日语、韩语、法语、越南语等不同语言在全世界出版发行。

然而,任何一项新技术新理论,从诞生、成长、慢慢发育成熟,到最后推广普及,都需要一个不断完善、不断发展、不断修正的过程。NOSES 技术也不例外,从诞生之日起,它就在掌声与质疑声中前行,部分同道可能在思想上、行动上对 NOSES 技术和理念还没有完全接纳,脑海中仍有许多疑问和困惑,尤其是颇受大家质疑的无菌无瘤问题、标本的取出和消化道重建的策略技巧以及远期的肿瘤学效果等方面。这种质疑是自然的,毕竟这是一项新生事物,就像当初很多医师赞同开腹手术,反对腹腔镜手术一样,技术的普及和推广需要有个过程。同理,一个理论从提出到被大家接受,也需要一个过程,就像 Heald 教授早在 1982 年就提出直肠癌全直肠系膜切除术(total mesorectal excision, TME)理论一样,当初很多医师思想上并不认同,行为上并不接受,部分医师认为这不是什么大不了的理论发现,然而,实践是检验真理的唯一标准,直到 1998 年 TME 才被定为直肠癌手术的金标准,这一跨就是十几年。

随着结直肠癌的发病率逐年升高,大家可能面临更加繁忙的临床工作,同时又要承担教学、科研、晋升职称等任务,没有更多的时间查阅相关临床资料,脑海中的部分疑问始终无法得到科学的解答,因此,本书针对大家所关心、所疑虑的问题,以尊重科学事实为原则,从实际临床工作需求出发,以解决临床工作中所面临的问题为目的,采用一问一答的方式,对大家所关注的问题进行逐一剖析解答。希望通过阅读这本临床手册,大家能够对 NOSES 的技术、理念及其理论体系有更深入的了解,愿我们大家敞开胸怀,积极接纳、吸收、发展、创新这项技术,最终让这项好上加好、美上加美的微创中的微创技术造福社会,真正让患者获益。

　　本书以临床工作手册的形式出版发行,经济实用,通俗易懂,便于查阅和随身携带,是对《经自然腔道取标本手术学——胃肠肿瘤》一书的有益补充。本书分为理论和实践两个部分,共六篇,理论部分解决大家思想上的困惑和不解,实践部分以患者整个治疗过程为轴线,回答治疗过程中与 NOSES 相关的问题,注重实战,追求效果,是一系列 NOSES 理论和实践体系经典中的经典,精华中的精华。相信这本手册的出版发行,可以为大家节省更多的宝贵时间。

　　当然,由于编者水平有限,时间仓促,书中难免会有一些不妥之处,请广大读者批评指正。

胡军红

2020 年 3 月 1 日

目　录

第一篇

NOSES 基本概念及理论体系

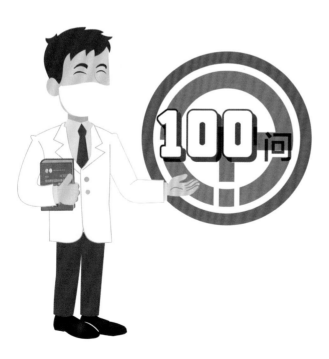

1 什么是NOSES？

NOSES可不是英语单词nose（鼻子）的复数形式,而是经自然腔道取标本手术的全称(natural orifice specimen extraction surgery,NOSES),王锡山教授将其定义为:使用腹腔镜器械、机器人、肛门内镜微创手术(transanal endoscopic microsurgery,TEM)或软质内镜等设备平台完成腹、盆腔内各种常规手术操作(切除与重建),经人体自然腔道(直肠、阴道或口腔)取标本的腹壁无辅助切口手术。术后患者腹壁没有取标本切口,仅存留几处微小戳卡瘢痕,表现出极佳的微创效果,业界号称为"微创中的微创手术"(图1-1、图1-2)。目前,NOSES已应用于腹、盆腔内各个组织器官,包括结直肠、胃、小肠、肝胆、胰脾、泌尿系统及妇科等各个领域。

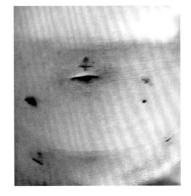

图1-1 患者术后1个月腹壁照片

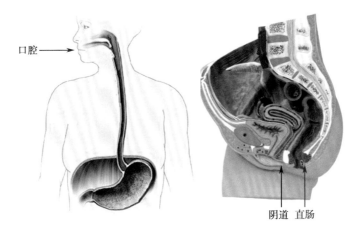

口腔

阴道 直肠

图1-2 取标本途径示意图

温馨提示:NOSES热似火,过火可能容易错,定义清晰要明确,病例选择不可过。

（胡军红　张军杰）

2 何为借道 NOSES？何为类 -NOSES？

随着对 NOSES 理念认识加深，为了规范相似手术方式的命名，《结直肠肿瘤经自然腔道取标本手术专家共识（2019 版）》提出了借道 NOSES 与类 -NOSES 概念。

（1）借道 NOSES：使用腹腔镜器械、机器人、TEM 或软质内镜等设备完成腹、盆腔内手术操作（切除与重建），借助于腹壁必要切口完成标本取出。如直肠癌联合肝转移瘤同期切除，手术标本经上腹肝手术切口取出，避免了下腹手术切口，减小了手术创伤。

（2）类 -NOSES：使用腹腔镜器械、机器人、TEM 或软质内镜等设备完成腹、盆腔内手术操作（切除与重建），在无法避免腹壁取标本的辅助切口时，可选择经腹壁隐蔽切口或原手术切口（如阑尾切口或剖宫产切口）等腹壁切口取出标本。

意义：借道 NOSES 和类 -NOSES 都具有与 NOSES 相似的理念，最大限度减少创伤，表现出疼痛轻、恢复快、美容效果好等多个优点，故将二者也合并在 NOSES 理论体系中（图 1-3、图 1-4）。

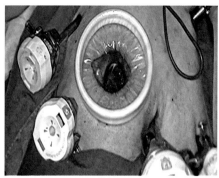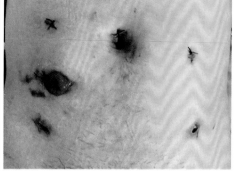

图 1-3　直肠标本经回肠造口切口取出

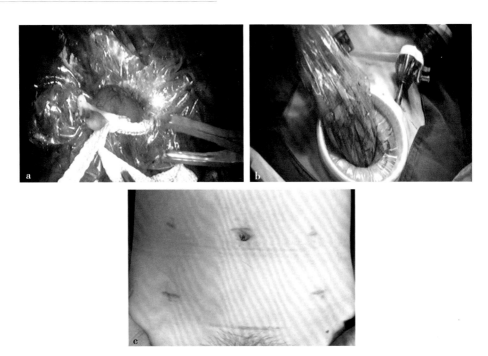

图 1-4　类 -NOSES 手术标本取出及腹壁切口

a. 将切除的标本及所有纱条统一放入自制标本袋中；b. 在切口保护套及自制保护套"双套保护"下，严格按照无菌无瘤原则，取出切除标本及纱布条；c. 术后腹壁切口

温馨提示：理顺概念益学术，病例资料好传输，无论定义如何换，减少创伤没有变。

（胡军红　张军杰）

3 NOSES、taTME、NOTES 的区别点在哪里？

（1）NOSES：natural orifice specimen extraction surgery，经自然腔道取标本手术，使用腹腔镜、机器人、TEM 或软质内镜等设备平台完成腹、盆腔内各种常规手术操作（切除与重建），经人体自然腔道（直肠、阴道或口腔）取标本的腹壁无辅助切口手术。

（2）taTME：transanal total mesorectal excision，经肛全直肠系膜切除术，利用 TEM 或 TAMIS 平台，采用"由下而上"的操作路径，并遵循 TME 原则实施的经肛腔镜直肠切除手术。

（3）NOTES：natural orifice transluminal endoscopic surgery，经自然腔道内镜手术，经口腔、胃、结直肠、阴道、膀胱、食管等自然腔道进入胸腔、腹腔进行各种手术操作。

三者辨证关系：NOTES 体表无任何可见瘢痕，所有手术操作均经自然腔道完成；taTME 的特点为经肛逆向操作、腹壁无辅助切口。由于 taTME 是通过肛门完成直肠切除及标本取出，因此 taTME 是 NOTES 的一部分。当然NOTES 标本取出途径也是经自然腔道，从这个角度讲 NOTES 也应为 NOSES一部分。三者关系见下图、表（图 1-5，表 1-1）。

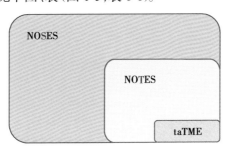

图 1-5 NOSES、NOTES、taTME 三者之间的关系

表 1-1 NOSES、taTME、NOTES 的区别

	NOSES	NOTES	taTME
名称	经自然腔道取标本手术	经自然腔道内镜手术	经肛全直肠系膜切除术
特点	技术易于开展，患者腹壁没有取标本切口，仅存留几处微小戳卡瘢痕	技术难度大，不易开展，NOTES 体表无任何可见瘢痕，所有手术操作均经自然腔道完成	技术难度较大，经肛逆向操作、腹壁无辅助切口

续表

	NOSES	NOTES	taTME
手术入路	经腹	经自然腔道	经肛门
手术器官	腹、盆腔脏器	胸、腹、盆腔脏器	中低位直肠
器备平台	腹腔镜或机器人操作平台完成手术。也可结合 TEM、软质内镜等设备	内镜操作平台、腹腔镜操作平台或机器人操作平台	可选择经肛开放手术、TEM 或 TAMIS 操作平台,也可组合使用
取标本途径	经自然腔道(口腔、肛门、阴道)	经自然腔道	经肛门
手术操作	符合常规解剖习惯	符合常规解剖习惯	由肛门向头侧逆向操作,缺少明确解剖标识引导,对医生要求更高
关系	taTME<NOTES<NOSES		

温馨提示:三个技术真伟大,自然腔道论高下,掌握指征视为上,患者受益是方向。

(胡军红　张军杰)

4 NOSES 与传统腹腔镜最大区别是什么?

NOSES 与常规腹腔镜手术最大的区别就在于消化道重建的方式和标本的取出途径。众所周知,常规腹腔镜在完成腹腔内的操作后通常选取腹壁切口来完成标本的取出和消化道的重建,而 NOSES 消化道重建通常在体内完成,标本的取出途径通常选取自然腔道(直肠、阴道、口腔)。对于初学者来说,可能感觉 NOSES 的操作费时费力,步骤多,程序复杂,这是因为大部分人还是习惯于辅助小切口来完成标本取出和消化道的重建,腹腔内的操作包括缝合打结等可能还不完全成熟,从而不愿意采用此种手术方式。殊不知,腔内操作正是 NOSES 使患者获益的关键,是其精髓所在、魅力所在。国内外文献报道,体内消化道重建在术后肠功能的恢复、术中出血量、术后肠扭曲的发生率、住院时间等方面优于体外消化道重建,体外重建与体内重建相当,只不过手术时间可能要略多于体外重建。NOSES 虽然有效地避免了腹壁辅助切口,但标本经自然腔道取出过程中,是否会损伤自然腔道,以及自然腔道损伤的程度如何,这也是 NOSES 必须回答的问题。在取标本途径的选择时必须遵循两大原则,即肿瘤的功能外科原则和损伤效益比原则。经肛门取出标本是否会引起肛门括约肌损伤,是否对患者术后排便功能有影响等问题也需要考虑。近年来,经肛门取标本的 NOSES 相关报道逐渐增多,但经肛门取标本术后患者肛门功能异常或括约肌损伤的报道却很少见。同样对于经阴道取标本的 NOSES,多中心的患者随访资料结果显示并没有发现明显的功能损伤病例。NOSES 短时间内能够在华夏大地遍地开花,迅速被广大胃肠外科同道所认同和接受,原因就在于它能使患者获益,同时对器械和设备的依赖性比较小,术后腹壁功能障碍小。

温馨提示:标本取出路不同,体内重建显神通,优势明显效果好,多加练习能生巧。

(胡军红 李兴旺)

5 NOSES 应用范围有哪些?

NOSES 与常规腔镜手术最大的区别就在于消化道重建方式和标本的取出途径,抓住这一核心区别我们就会发现,NOSES 手术理论上可以适用于所有腹盆腔脏器标本的取出。目前,除了结直肠肿瘤领域外,NOSES 术还在胃、小肠、肝胆、妇科与泌尿肿瘤等领域也广泛开展,并大有作为。

2019 年 8 月,《胃癌经自然腔道取标本手术专家共识(2019 版)》问世。共识指出经阴道取标本是目前胃 NOSES 最常见的取标本方式,主要适用于标本较大、经口无法取出的女性患者。刘金超等报道了 7 例全腹腔镜远端胃癌根治术经自然腔道取标本的经验,NOSES 胰十二指肠切除术与胃癌根治术相似,属于切除拖出式,其标本切除、淋巴结清扫、消化道重建等操作在上腹部,而取出标本时,手术部位转至下腹部,术中需变换患者体位、重新摆放腹腔镜显示器,另外应当兼顾上腹部与下腹部操作,合理设计穿刺孔布局。

沈阳市妇婴医院妇科聂小毳团队对附件区肿物或子宫肌瘤的患者采用经阴道后壁中段切口,将手术标本套袋后取出的方式。研究发现在腹腔镜手术中,应用阴道后壁中段切口进行标本取出,简便易行,避免了旋切标本造成的种种问题,有利于患者术后恢复。谢天朋教授探讨了经阴道自然腔道内镜手术在女性泌尿外科疾病治疗中的应用,标本均经阴道切口取出。研究指出阴道 NOSES 能有效治疗原发疾病,并具有改善术后生活质量、减轻术后疼痛、美容效果佳等诸多优势。

NOSES 的应用范围越来越广泛,无论是胃、小肠等消化道疾病,还是妇科、泌尿、腹膜后病变,在选择 NOSES 手术方式时,都应当充分考虑其疾病特殊性,经医院伦理委员会讨论通过,术前做好与患者及家属沟通。

温馨提示:NOSES 应用领域广,胃肠肝胆最擅长、妇科泌尿紧跟上,共同完善路漫长。

(胡军红　周世灿)

8

6 NOSES 和 NOSE 区别点在哪里?

单从字面上看,NOSES 与 NOSE 仅仅相差一个 S,但从其内涵及意义上来看,它们的范畴还是有很大区别。中国结直肠肿瘤 NOSES 专家共识建议 NOSES(natural orifice specimen extraction surgery)的中文表述应为"经自然腔道取标本手术",其内涵是指使用腹腔镜器械、达芬奇机器人、TEM 或者软质内镜等设备完成腹腔内手术操作,经自然腔道(直肠、阴道或者口腔)取标本的腹壁无辅助切口手术。而 NOSE 全称则是 natural orifice specimen extraction,中文表述应为"经自然腔道取标本",其主要强调点在于标本的取出这一过程,其手术操作可以不经腹腔入路,可以选择经自然腔道入路,比如经口、胃、结直肠等自然腔道进入腹腔等进行手术操作,包括探查活检、肿物切除等所有操作均经自然腔道完成。由此可见,NOSES 是一种创新的手术术式,通过腔镜完成常规腹、盆腔内手术操作,并充分利用自然腔道取标本,因此 NOSES 既有出色的微创效果,又适合腔镜外科医师经过学习培训后开展。而 NOSE 则侧重于标本经自然腔道取出这一关键步骤,是 NOTES 手术的关键一环。

在微创外科和功能外科时代,外科手术的原则是在确保安全、准确和彻底清除病变组织的前提下,通过优化手术入路、改进手术操作以及保留正常组织器官的结构与功能,减少手术创伤,降低对患者生活质量的影响。无论是 NOSES 还是 NOSE 都符合微创治疗的理念,并且能够最大限度迎合外科医师的操作需求,具有很好的临床推广价值。

温馨提示:两者区别比较大,点面关系是一家,多个 S 意不同,精确定义记心中。

(胡军红　张军杰)

在NOSES中,阴道扮演了重要角色。对于中低位直肠癌NOSES而言,由于阴道后壁紧邻直肠前壁,在直肠系膜游离过程中,阴道后壁既是直肠前间隙游离时的一个标志,也是术中需要避免损伤的结构;对于非中低位直肠癌NOSES而言,阴道是一个取标本通道。由于阴道是一个肌性管道,具有极大的伸缩性和延展性,因此,在分娩的过程中不仅可分娩出头径长达10cm的胎儿,在NOSES中也可以取出直径5cm以上不适合经直肠或口腔等其他自然腔道取出的标本。在经阴道取标本手术中,医师关心的主要问题是从阴道哪个部位切开最方便、最合适? 患者关心的主要问题是阴道切开后会不会影响日后的性生活和生育功能? 根据解剖生理学研究,阴道上接子宫颈,下接大、小阴唇开口于会阴;阴道上端宽阔并包绕宫颈,在阴道壁与宫颈之间形成了一处环形腔隙,称为阴道穹隆;其中阴道后穹隆位置最深,与腹腔内的直肠子宫凹陷紧密相邻,中间仅以阴道壁和一层腹膜相隔,是阴道通向腹腔最直接的部位,也是临床中经阴道行腹腔穿刺最常用的穿刺点。NOSES术中经阴道后穹隆切开取标本,不仅损伤邻近组织器官的可能性小,而且标本取出后,经会阴或经腹腔行阴道壁缝合操作也相对简单。此外,由于在胚胎发育过程中,阴道下1/3段是由外胚层分化而来,神经末梢分布丰富,为感受性刺激最主要的部位,而阴道上2/3段由中胚层分化而来,神经末梢分布缺乏;因此,阴道后穹隆对性刺激的感知远不及阴道下段,从后穹隆切开缝合并不会对日后的性生活和生育功能产生明显影响(图1-6)。

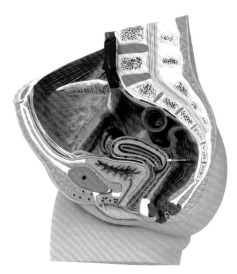

图1-6 阴道后穹隆示意图

温馨提示:阴道神秘知甚少,感悟功能和解剖,充分利用天然道,患者获益是王道。

(郑阳春 张 轲)

直肠为大肠的末段,长约 12~15cm,上端在第 3 骶椎水平与乙状结肠相接,向下沿骶椎和尾骨前面走行,穿过盆膈后移行于肛管。直肠上段管径与乙状结肠相同,约为 4cm,向下肠腔显著扩张,至直肠下部,膨大成为直肠壶腹,女性较男性更为明显;壶腹的下端相当于耻骨直肠肌上方处,管径又明显缩窄,直至齿状线处延续于肛管。直肠的上 1/3 段属腹膜间位器官,前面及两侧有腹膜包绕;中 1/3 段属腹膜外位器官,仅前面有腹膜覆盖;下 1/3 段全部位于腹膜外。肛管是消化道的末端,上至齿状线,下至肛缘,长约 3~4cm,肛管静息时呈闭合状态,排便时扩张成管状。肛管周围有肛门内、外括约肌环绕。肛门内括约肌是不随意肌,是直肠下端延伸增厚的环形肌,围绕肛管上 2/3;肛门外括约肌是随意肌,被直肠纵肌和肛提肌纤维穿过而分为皮下部、浅部和深部三部分。肛门外括约肌组成三个肌环:深部为上环,与耻骨直肠肌合并,附着于耻骨联合,收缩时同时向前上提举;浅部为中环,与尾骨相连,收缩时同时向后牵拉;皮下部为下环,与肛门前皮下相连,收缩时同时向前下牵拉。当肛门外括约肌收缩时,上环及下环向前牵拉肛管后壁,中环向后牵拉肛管前壁,使肛管紧闭,防止直肠内的粪便、液体、气体溢出,并维持肠腔一定的张力。在三个环中,上环功能最重要,切断后可引起大便失禁,下环功能较弱,切断后不致引起肛门失禁。在 NOSES 中,如果肿瘤位于直肠中下段,由于直肠中下段的肠腔较粗,一般来说,只要肿瘤环周直径 <5cm,累及肠腔不超过 2/3 周径,因未受累侧的肠壁代偿性扩张,绝大部分肿瘤标本都可以外翻拖出的方式经肛门拖出,而且肿瘤位置越低,标本成功外翻拖出的可能性越大。很多医师可能会担心,为了经肛门取标本,过度扩肛会不会对后期的肛门功能造成损害? 实际上,肛管是个肌性结构,在麻醉状态下,其伸展性是非常好的,只要肿瘤标本不是非常大,只要在扩肛时不撕裂肛门外括约肌的深部(上环),肛门功能即使有损伤,也是暂时的,假以时日,都可以恢复。如果肿瘤是位于直肠上段或者乙状结肠,拟以切除拖出经肛门取出的方式,只要直肠腔冲洗扩张后能容纳肿瘤标本顺利通过,肛管部位一般也不会成为瓶颈,除非患者肛门存在先天性狭窄或瘢痕性狭窄的情况。如果是其余部位的肿瘤手术,拟经直肠切开取标本,由于直肠的上 1/3 段位于腹腔内,属腹膜间位器官,经该处的直肠前壁纵行切开最为方便;而且,因为直肠中下段肠腔较大,经直肠上段切开后,也可以容纳相对较大的肿瘤标本取出(图 1-7)。

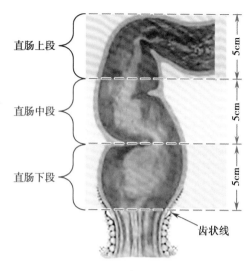

图 1-7 直肠分段

温馨提示：直肠肛门功能多,默默无闻爱工作,标本取出用此道,功能良好
　　　　患者笑。

（郑阳春　张 轲）

9 还有比 NOSES 更加微创的技术吗?

说起比 NOSES 更加微创的方法,我们就要说起 NOTES 了。NOTES 是指使用软式内镜经口腔、食管、胃、结直肠、阴道、膀胱等自然腔道进入体内,穿越腔道管壁,对胸、腹腔疾病开展诊治的一种微创、无瘢痕的手术方式。NOTES技术被认为是继第一代腹腔镜、第二代 NOSES 之后的第三代微创技术,代表了微创治疗时代的新标杆。与传统的开腹及腹腔镜手术方法相比,NOTES 手术创伤更小、术后恢复时间更短,在取得令人满意的美容及微创效果的同时,还有助于减轻术中及术后疼痛,避免切口感染、切口疝及慢性腹壁疼痛,减少术后腹腔粘连及粘连性肠梗阻等问题的发生。1994 年,国际学者在一项专利中首次提出 NOTES 的概念。2000 年,美国临床医师在《美国消化病周》期刊上报道了经胃内镜下肝脏活检和腹腔探查术的实验研究,其最终成果于2004年正式发表。2003 年,海外学者报告了首例人体经胃阑尾切除术。此后,对NOTES 的关注及科研日益升温,很快形成了国内外微创医学领域的一道亮丽的"风景线"。在国内,李兆申、张澍田、李闻等医师率先开始了 NOTES 的动物实验;王东、刘冰熔、王锡山等人最早将 NOTES 技术应用于直肠癌并取得了一系列突破性成果,促使 NOTES 的医疗理念逐步开花结果,深入人心。伴随着相关内镜器械设备的更新发展,NOTES 及相关的 NOTES 衍生技术在国内更是进展神速,效果显著,逐渐呈现出了"我要飞得更高"的新态势(图 1-8)。

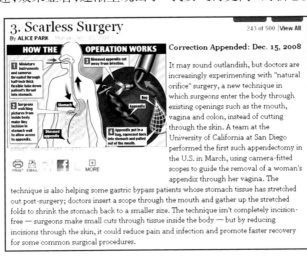

图 1-8　2008 年 NOTES 被评为年度十大医学进展之一

温馨提示:NOTES 发展是目标,困难重重少不了,NOSES 连接一座桥,通往 NOTES 抄近道。

（胡军红　李兴旺）

NOSES 是新兴技术,技术是否成熟?

NOSES 作为一种新兴的微创技术,在鲜花和质疑中诞生,迅速地成长、稳步发展并逐渐趋于成熟。它虽然是一种新兴技术,但它不需要什么特殊的手术器械和设备。它是只要我们改变理念和观念,就能实现和完成的技术。因此,NOSES 是相对来说比较容易掌握和普及的一项技术,目前这项技术已经较为成熟。王杰等在《NOSES 技术在结直肠肿瘤手术中的应用体会》一文中回顾性分析了近年来结直肠肿瘤 NOSES 手术患者,无中转开腹或经腹部辅助切口取出标本,他们得出的结论为 NOSES 技术在结直肠肿瘤手术中是安全、可行的。Bokor 等报道他们使用直肠 NOSES 技术进行腹腔镜肠切除术,并将新的手术方法与传统的腹腔镜肠切除术的结果进行比较,发现与传统的腹腔镜肠切除术相比,NOSES 结直肠切除术具有恢复快、术后恢复好等优点。因此,目前 NOSES 应该说是一项较为成熟的技术,但绝不能为了 NOSES 而 NOSES。在严格把控手术适应证,合理选择患者的前提下,NOSES 技术的开展是安全可行的(图 1-9)。

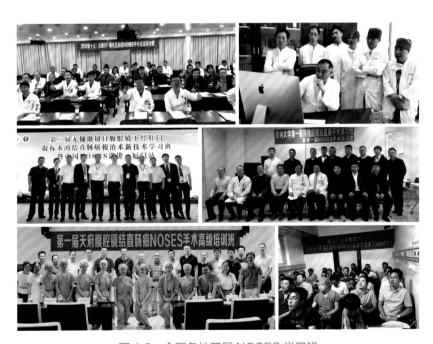

图 1-9 全国各地开展 NOSES 学习班

温馨提示:NOSES技术已成熟,规范操作有套路,理论体系有专著,总结
　　　　实践益学术。

（胡军红　王晨宇）

11 NOSES 技术的核心是什么？

任何一项外科技术,无论多么先进或微创效果有多显著,都要有自己的应用范围和适应证,一旦背离了它的应用范围,恐怕这项好技术的优越性就发挥不出来,甚至会适得其反。适应证的选择至关重要,盲目扩大选择范围,可能会是医师的陷阱、患者的灾难。譬如腹腔镜胆囊切除术开展早期,胆管损伤概率增大,其原因就是适应证把控不严和早期技术不够熟练。

同理,NOSES 除了遵循传统腹腔镜的基本要求外,对于初期开展的单位,更应该严格遵循 NOSES 术式本身的适用范围,也就是对 NOSES 适应证的掌握,这是 NOSES 开展能否成功的关键和核心。临床工作中,我们建议初期开展 NOSES 的单位应当以《结直肠肿瘤经自然腔道取标本手术专家共识(2017)》所描述的 3 个"为宜"为尺度:①肿瘤浸润深度以 T2~T3 为宜;②经直肠取标本的肿瘤环周直径 <3cm 为宜;③经阴道取标本的肿瘤环周直径 <5cm 为宜。等开展到一定例数,团队积累了一定经验,再逐步扩大适应证范围,这个时候我们应当以《结直肠肿瘤经自然腔道取标本手术专家共识(2019 版)》所描述的新版 3 个"为宜"为尺度:①肿瘤浸润深度以 T2~T3 为宜;②经直肠取标本的肿瘤环周直径 <5cm 为宜;③经阴道取保本的肿瘤环周直径 <7cm 为宜。

总之,对初学者来说,首先要选好 NOSES 适应证,建立好固定团队,循序渐进,稳中求胜。开展 NOSES 前,建议团队的每一个成员都要做好充分的思想和理论准备,确保首战成功,树立对 NOSES 的自信心,做到一定例数后再逐步扩大适应证范围。

温馨提示:一个核心很重要,病例选择需知道,关键环节是大小,首战成功务确保。

(胡军红　李兴旺)

12 NOSES 的两个原则是什么?

肿瘤外科的三大技术包括无菌技术、无瘤技术和无血技术。无菌技术是指在医疗护理操作过程中,保持无菌物品、无菌区域不被污染、防止病原微生物侵入人体的一系列操作技术。由于 NOSES 需要在腹腔内剖开肠管完成一系列操作,在此过程中有可能会导致肠内容物外溢、腹腔污染、甚至腹腔感染等问题的出现。无瘤技术指的是在肿瘤治疗过程中,为减少或防止肿瘤细胞脱落、种植,造成局部复发及远处转移而采取的一系列操作和技术。由于 NOSES 的标本是经自然腔道取出的,在取出过程中由于肿瘤组织受到挤压,可能会导致肿瘤细胞脱落种植到自然腔道。所以,NOSES 技术要求我们要更加注意无菌和无瘤原则,这也是 NOSES 技术令同仁心存疑虑之处。

其实无菌和无瘤技术是我们外科医师所遵循的基本原则,它不是 NOSES 专有的,开放手术、传统腹腔镜手术等所有肿瘤手术都要遵守,不过 NOSES 部分手术方式会采用腹腔内切开肠管置入抵钉座,在操作过程中存在一定污染腹腔的风险,理论上存在腹腔感染的可能。但只要我们术前做好充分的肠道准备,术中切开肠管的时候注意技巧和配合,腹腔感染是完全可以避免的。国内外大量文献已经证明:NOSES 腹腔感染的发生率和辅助小切口手术腹腔感染的发生率没有统计学差异。另外,在取标本过程中是否会因肿瘤细胞脱落到自然腔道导致局部种植,国内现有的大量文献未见相关报道。所以在耐心细致地操作的前提下,同道们大可不必担心。在标本的取出过程中,我们始终要有 3 个"注意":①注意团队的巧妙配合;②注意细节操作的无缝衔接;③注意无菌保护套的巧妙运用等问题,在整个手术操作过程中,违反无菌无瘤原则的嫌疑也是完全可以避免的。

温馨提示:无菌无瘤是红线,处处小心勿踩线,三个注意是基线,基本原则不能变。

(胡军红　李兴旺)

18

13 NOSES 的三个法宝是什么？

NOSES 的三个法宝即理论、团队、技巧，是 NOSES 技术的灵魂，是无菌无瘤原则的重要保障，是顺利实施 NOSES 的重要前提，我们要细心学习之、运用之、体会之、总结之。

（1）理论（theory）：对于初学者来说，开展 NOSES 之前，团队成员要充分做好功课，不能今天观看一台 NOSES 手术演示，明天回去就要匆忙开展，要深入理解 NOSES 精髓所在，知其然必知其所以然。只有这样，NOSES 践行起来才会得心应手。我们要系统地了解并掌握 NOSES 相关知识，如肠道、阴道如何术前准备？如何更好地遵从无菌无瘤原则？如何掌握每一种术式的适应证和禁忌证等。推荐大家阅读并深入领会由国家癌症中心王锡山教授主编的《经自然腔道取标本手术学——盆腹腔肿瘤》一书及相关的 NOSES 专业文献，深刻理解其中的每句话、每个字的确切含义并确切运用之。

（2）团队（team work）：要组建自己的团队，其核心是团队成员在手术操作过程中要协同合作、各司其职。尤其是团队组建初期，配合不是很和谐的时候，主刀容易越位，经常会干一些助手的工作，要注意避免，给助手机会，成长需要时间的历练。众所周知，腹腔镜手术不同于开放手术，开放手术可以单打独斗，主刀医师带个进修的医师或者实习生就可以把手术完成，但腔镜手术不行，尤其是 NOSES，由于操作起来需要很多技巧和默契的配合，这就需要建立一支固定的专业团队，经过长期的磨合与锻炼，才能达到心领神会、人镜合一的境界。

（3）技巧（trick）：外科手术中，一些小的技巧往往很重要，也很关键，是顺利完美实施手术的保障。记得我国知名结直肠外科专家傅传刚教授曾说过："一个微创手术要想做到白色无血、微创极致，把手术做成艺术，需要外科医师发明很多把戏"。同样，做好 NOSES，首先需要团队每一个成员热爱之、热恋之甚至痴迷之，不断琢磨、不断沉思每种手术的优点和不足，要善于总结，甚至需要不断创新一些实用技巧和方法，就像王锡山教授所倡导的那样：要让外科医师的每一个动作和步骤都蕴藏着智慧，如 NOSES 操作过程中纱布条的妙用、吸引器的巧用及取标本过程中的默契配合等（图 1-10）。

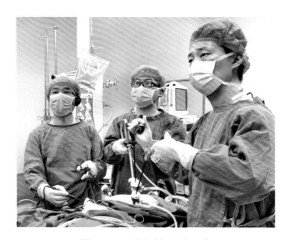

图 1-10　默契的团队配合

温馨提示：三个保障是法宝,理论团队和技巧,默契配合很重要,总结提高少不了。

（胡军红　李兴旺）

14 NOSES 的四项技术是什么?

(1)消化道的重建:NOSES 与传统腹腔镜的区别就在于消化道重建的方式不同。传统腹腔镜手术一般要求标本的取出与消化道重建在体外完成,毕竟腹腔镜手术已经在我国开展了数十年,手术操作早已流程化、标准化,操作起来相对容易和简便;而 NOSES 是近几年才发展起来的一种新术式,标本的取出与消化道重建要求在体内完成,可能对操作提出了更高的要求,同时有些操作和步骤还在不断探索和改进当中。据调查,部分同道不愿开展 NOSES 的原因不是技术的问题,而是感觉消化道的重建步骤烦琐,过程复杂,操作费时,因此不想采用此种手术方式。殊不知,这正是 NOSES 与传统腹腔镜辅助手术的最大区别之一,也是 NOSES 的精华所在,相信等做到一定例数的时候,就会感觉操作起来得心应手。一方面,完成消化道的重建后手术即可结束,免除了开腹和关腹的时间;另一方面,对于患者来说,尤其是肥胖的患者,NOSES 可以避免切口相关的并发症(切口感染、切口疝等),这给患者带来的快速康复等方面的优势是不可估量的。

(2)标本取出:NOSES 与腹腔镜手术的另一区别就是标本的取出方式不同,腹腔镜手术标本是经腹壁小切口取出,而 NOSES 标本是经自然腔道取出。腹壁小切口取标本的操作可能更顺手、更方便、更流畅,而经自然腔道取标本则需要一些技巧和方法,因为它是一项新兴技术,大家操作起来不够熟练,刚刚开展的时候需要一些耐心和时间。

(3)抵钉座放置:NOSES 另一项关键技术就是术中抵钉座的放置与中心杆的取出。如何快速高效地将抵钉座放入肠管与顺利取出,目前有两种方法。

1)闭合置入法:分为固定挤出法和反穿刺拉出法。

a.固定挤出法:将装入抵钉座的肠管断端固定在髂骨翼处,助手固定住抵钉座并适当用力挤压之,主刀在肠管闭合处切一小口,顺利将抵钉座中心杆拉出。

b.反穿刺拉出法:将抵钉座中心杆绑上一条 7 号丝线,将抵钉座顺利放入肠腔断端后闭合残端,然后通过牵拉丝线将中心杆拉出肠管断端。

2)开放置入法:将抵钉座顺利放入肠腔断端后,通过荷包缝合或者套扎等方式闭合肠管断端。

笔者认为,上述抵钉座的放置与取出方式各有优缺点,建议选择既符合特定术式要求,又符合自身操作习惯的方式。

（4）保护套应用：以腹腔镜保护套制成标本保护套，不但经济，而且方便实用。手中将标本装入保护套内，并收紧两端袋口，可达到肿瘤与腹腔的隔离，从而更好地践行了无瘤原则。收紧保护套的袋口，在取出标本的过程中可以避免肠内容物因挤压溢入腹腔而导致腹腔感染，从而更好地践行了无菌的原则。同时，保护套又起到储物袋作用，可以将用过的纱布放入，最后连同标本一起取出，从而避免了饱含细菌及肿瘤细胞的纱布经戳卡取出过程中液体再次流入腹腔的可能。另外，它具有一定可塑性，可以随标本直径的变化而变化。最后，保护套还可协助将抵钉座在符合无菌原则的前提下置入体内。

温馨提示：腔内重建步骤多，钉座放置要配合，标本取出多琢磨，套中有套消隔阂。

（胡军红　李兴旺）

第二篇

NOSES 开展现状及取得成果

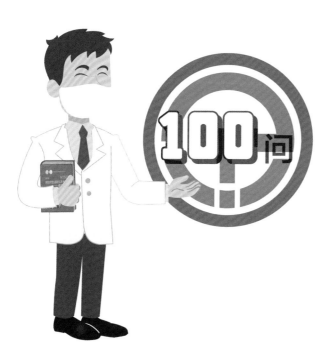

1 NOSES 是如何产生的?

　　创伤、疼痛、瘢痕以及不良心理暗示一直被认为是外科手术的必然产物。近年来,经自然腔道内镜手术 NOTES 的出现彻底转变了人们对外科治疗的传统理念,NOTES 作为微创时代的先锋,成为人们追求的新目标。但由于 NOTES 目前仍面临很多问题,导致其很难在临床中广泛开展。在 NOTES 提出的基础之上,通过结合不同的器械设备和操作方法,一系列与 NOTES 相关的概念也逐渐被提出,例如 pre-NOTES、hybird-NOTES,也包括王锡山教授提出的类 -NOTES 等。虽然命名的方法各有不同,但所有技术都是为了达到一个共同的目标,即最大限度追求微创效果,避免腹壁辅助切口,减少腹壁功能障碍。但由于目前经自然腔道取标本手术的命名复杂多样,可能导致在文献检索和学术交流时出现混乱。所以,在《结直肠肿瘤经自然腔道取标本手术专家共识(2017)》中,首次提出了 NOSES 的概念,将该技术称为“经自然腔道取标本手术”,英文表述为“natural orifice specimen extraction surgery”,英文缩写为“NOSES”。

　　NOSES 的产生得益于当前微创外科领域的快速发展,但理性来讲,NOSES 仍有很多问题和挑战需要面对和克服。在此情况下,外科医师更应保持理性,学会在实践中总结,不能凭想象或者既有的惯性思维去肯定或否定。只有根据患者病情的需要,选择最佳的手术方式,才能充分体现微创技术的优势,让患者最大限度受益。就像王锡山教授说的“在规范中创新,在创新中务实,在务实中求真,在求真中前行”,切记“为了技术而技术”,一个新的技术从出现到成熟再到成为经典,NOSES 还有很长的路要走。

温馨提示:NOTES 前途很光明,普及推广难实行,NOSES 产生有背景,中间桥梁显神通。

(胡军红　张军杰)

24

2 NOSES 在国外发展现状如何？

Franklin 等 1991 年成功完成了第一台经肛门取标本的腹腔镜低位直肠前切除术。Darzia 等在 1994 年报道了经肛门途径取乙状结肠切除标本的术式，Franklin 等在 2000 年报道了采用经肛门取标本的腹腔镜下左半结肠癌根治术治疗结肠癌，取得了良好的疗效。Abrao 等 2005 年完成了经阴道取标本的乙状结肠切除术。随着技术的成熟，NOSES 渐渐在结肠手术中得到应用。Jun Seok Park 等 2007 年实施了右半结肠标本经阴道取出术。王锡山于 2010 年完成世界首例经阴道取标本的直肠癌 NOTES。近年，NOSES 作为微创外科的一枝新秀，在众多的微创外科技术中异军突起，逐渐引起国外学者的广泛关注和热议。2019 年 1 月，中国、美国、日本、韩国、俄罗斯、印度等多个国家结直肠外科医师共同制定了结直肠癌经自然腔道取标本手术国际共识。随着快速康复理念的普及，NOSES 越来越多地在各国开展，无腹壁辅助切口的 NOSES 逐渐成为了微创手术的潮流（图 2-1）。

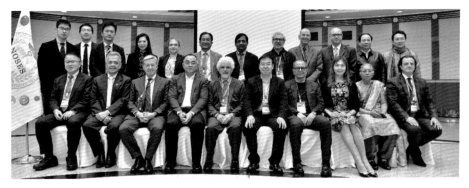

图 2-1　国际 NOSES 多中心研究启动仪式合影（上海）

温馨提示：国外始于良性瘤，慎重发展有追求，逐渐开展待普及，成为一枝新独秀。

（彭　健）

3 NOSES 在中国发展现状如何?

目前,王锡山教授已建立了 NOSES 多中心研究平台,国内已有 200 余家医院 800 多位医师开展了 NOSES,中国结直肠肿瘤 NOSES 数据已有 5 466 例,12 家中心开展例数超过 100 例,28 家中心手术例数超 50 例。除西藏以外,全国其他省份均开展并上传了 NOSES,当然实际开展情况可能还远不止这个数目,这充分表明 NOSES 在我国已全面开展和推广。从开展时间角度分析,近年来 NOSES 例数呈现显著的上升趋势,2013 年以前结直肠 NOSES 病例总数还不足 100 例,至 2018 年,全年 NOSES 例数就已经达到 1 885 例。这一结果也表明 NOSES 具有巨大的临床推广潜力和空间。此外,从适用范围方面,NOSES 不仅可应用于结直肠手术,还可用于腹盆腔各个组织器官,包括胃、小肠、肝胆、胰脾、泌尿系统及妇科等各个领域,使外科手术都做到无痕境界,展现了微创手术的真谛。NOSES 能在我国广泛开展主要包括以下几个因素:①腹腔镜技术在我国已经广泛开展,在很多医院甚至已经取代了开腹手术,成为一种常规治疗手段。腹腔镜技术的广泛开展为 NOSES 的普及提供了必要的前提和基础。②从结直肠肿瘤及良性疾病的发病特点角度分析,约有 50%~60% 的患者可以考虑行 NOSES。再考虑技术因素,有 30%~40% 的结直肠肿瘤患者也可以从 NOSES 中获益。③很多外科医师已经进入应用腹腔镜技术的瓶颈期,由于器械设备的限制,传统腹腔镜技术很难再有新的突破。而 NOSES 的出现,在腹腔镜技术的设备基础上,结合"无痕"理念,让 NOSES 这一微创手术变成了"微创中的微创",这一点既充分符合微创外科发展的大趋势,更能使许多医师的手术技术更臻完美。④ NOSES 技术本身表现出的微创优势,包括避免腹壁辅助切口、减轻患者术后疼痛、保留腹壁功能、良好的美容效果等。⑤中国 NOSES 联盟、中国医师协会结直肠肿瘤专业委员会 NOSES 专业委员会以及各地区 NOSES 分会组织的成立以及快速发展的网络媒体,也为 NOSES 的推广普及提供了重要的平台和媒介(图 2-2)。

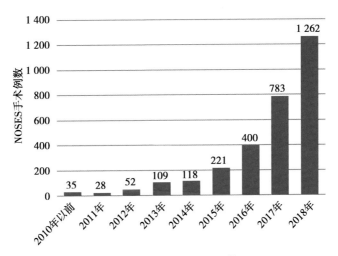

图 2-2　中国 NOSES 开展情况

温馨提示:NOSES 普及速度快,硕果累累遍地开,逐渐赢得医生爱,有数有据更实在。

（彭 健　关 旭）

4 近三年国内外 NOSES 相关临床研究现状及趋势?

通过计算机在 PubMed、EMBase、万方、知网等公共数据库检索 2017 年 1 月至 2019 年 12 月发表的有关 NOSES 在结直肠领域的临床研究。以万方数据库为例,使用的题名和关键词为"结直肠""直肠""结肠""经直肠取标本""经阴道取标本""经肛取标本"和"经自然腔道取标本手术"等。在外文数据库中,共检索到有关结直肠 NOSES 的临床研究 28 个,其中,个人经验总结 2 个,现况调查 13 个,病例对照研究 7 个,队列研究 4 个和随机对照研究 2 个。中文数据库中的检索结果如下:病例报告 28 个,病例对照研究 5 个,队列研究 14 个,横断面研究 2 个和随机对照研究 15 个。通过检索可以发现国内外有关结直肠 NOSES 的临床研究,多为观察性研究,缺少随机对照研究。通过仔细阅读检索到的文章可以发现,文章质量普遍不高,纳入研究的病例过少,存在较大的偏倚。NOSES 研究热点逐渐从对 NOSES 短期临床效果研究转变为 NOSES 长期生存效果的研究。NOSES 结合新技术、新理念也是当下研究的热点,比如 NOSES 与 3D 腹腔镜、机器人腹腔镜或者快速康复理念结合的研究。王锡山教授在《结直肠肿瘤经自然腔道取标本手术专家共识(2019 版)》指出,结直肠 NOSES 相关研究虽然逐年增多,但多数研究结果的证据等级不足,推荐随机对照临床研究的开展。随着随机对照临床研究的实施和 NOSES 数据库的逐渐完善,定会为 NOSES 的开展提供更高级别的理论支持。

总之,结直肠 NOSES 的临床研究方向主要集中在术中及术后并发症发生率、手术病理标本的评价、患者术后恢复情况、术后生活质量评价(包括疼痛评分、肛门功能、生理功能、家庭功能和心理状态等)、肿瘤局部复发率、无瘤生存时间和总体生存时间以及 NOSES 的卫生经济学评价。已开展的 NOSES 研究多为回顾性研究,缺少前瞻性研究。同时,相较于临床研究,有关 NOSES 的基础研究开展的较少。

温馨提示:临床研究真不少,缺少随机来参考;技术理念会添宝,更好证据就来到。

（胡军红　周世灿）

    2017 年 6 月,在王锡山教授的大力倡导下,中国两大 NOSES 专业学术组织,即中国 NOSES 联盟和中国医师协会结直肠肿瘤专业委员会 NOSES 专业委员会,正式成立了。这两个学术组织也将致力于提高和完善我国 NOSES 技术的整体水平,规范 NOSES 技术在行业内的开展和普及,这也将为我国 NOSES 技术占领世界微创高地打下坚实基础,这对 NOSES 技术的推广和普及起到了重要的推动作用。中国 NOSES 联盟至今共举办了全国范围内的百余场中国 NOSES 巡讲活动,该活动通过学术报告分享、手术视频解析和现场 NOSES 手术演示等多种形式,全面探讨了目前 NOSES 技术涉及的难点和热点问题,让 NOSES 技术能够从理论层面真正落地,让更多没有开展过 NOSES 或经验不足的外科医师真正掌握这项技术的操作要点,这也为 NOSES 的全面推广起到了巨大的推动作用。另外,在中国 NOSES 联盟的支持引导下,已经在湖南、河南、黑龙江、山东、广东、四川、福建、安徽、山西、陕西、重庆、安徽等十二个省(直辖市)分别成立了 NOSES 分会,从而为 NOSES 技术在全国规范有序地开展提供了组织保障。随着全国掌握 NOSES 技术的医师逐渐增多,我们也必将积累更多经验、更多临床数据。中国 NOSES 联盟主席王锡山教授已发出号召,希望开展 NOSES 的各单位记录好病例资料,积极上传数据,力争在 2020 年内达到 NOSES 一万例,贡献中国好数据、发出中国好声音(图 2-3~图 2-5)。

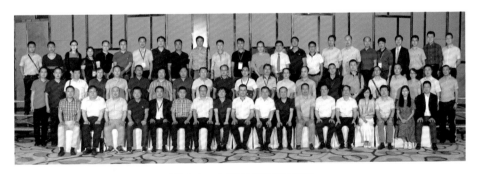

图 2-3   中国 NOSES 联盟

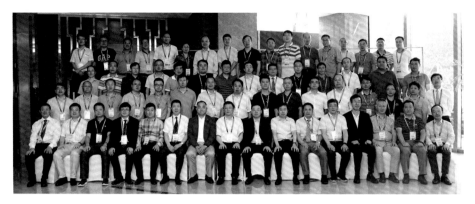

图 2-4　中国医师协会结直肠肿瘤专业委员会 NOSES 专业委员会

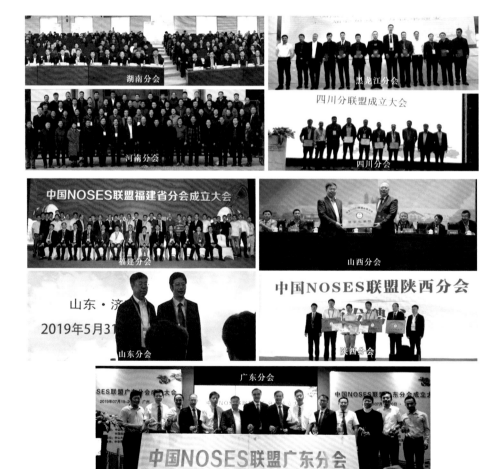

图 2-5　中国 NOSES 联盟已成立的分会

温馨提示:微创事业远流长,组织构建有保障,全体参与百花放,有数有据高大上。

(胡军红 李兴旺)

6 NOSES 有指南或者专家共识吗?

中国 NOSES 联盟成立以来,取得了显著成果。由中国 NOSES 联盟及中国医师协会结直肠肿瘤专业委员会 NOSES 专业委员会成员组成的专家团队,共同起草,并于《中华结直肠疾病电子杂志》发布了首部《结直肠肿瘤经自然腔道取标本手术专家共识(2017)》。该共识针对 NOSES 命名的演变、NOSES 定义、NOSES 设备基础与技术要求、NOSES 适应证与禁忌证、NOSES 无菌操作与无瘤操作、NOSES 并发症预防及处理、NOSES 临床研究开展等 13 个议题进行了深入地讨论和总结。经过近两年规范有序的发展,随着 NOSES 理念的逐步推广和 NOSES 技术的日趋成熟,目前结直肠肿瘤 NOSES 又得到进一步发展。基于此,在 2017 版共识基础上,再版修订并发布了《结直肠肿瘤经自然腔道取标本手术专家共识(2019 版)》,新版共识对结直肠肿瘤 NOSES 理论技术体系进行了补充、更新和完善,目的是更好地指导临床实践。

同时,胃癌 NOSES 是 NOSES 理论体系的重要组成部分,也是胃肠外科领域关注的热点话题。然而,胃癌 NOSES 在我国仍处于早期阶段,很多理念性及技术性的问题尚未达成共识。基于此,中国 NOSES 联盟组织全国数十位胃肠外科领域专家,联合妇科和内镜等相关学科专家,共同起草制定了我国首部《胃癌经自然腔道取标本手术专家共识(2019 版)》,为我国 NOSES 技术的规范化开展提供了重要参考依据和行业准则。同时,为规范全世界的同道开展 NOSES,王锡山教授组织不同国家的专家共同起草并发布了英文版的《胃癌和结直肠肿瘤经自然腔道取标本手术专家共识》(图 2-6~图 2-10)。

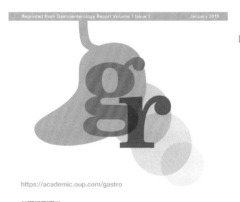

图 2-6　《结直肠肿瘤经自然腔道取标本手术专家共识》

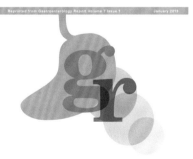

图 2-7　《国际结直肠肿瘤 NOSES 专家共识》

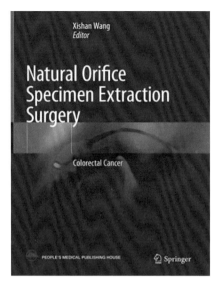

图 2-8 《经自然腔道取标本手术——结直肠肿瘤(英文版)》专著

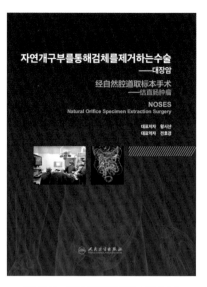

图 2-9 《经自然腔道取标本手术——结直肠肿瘤(韩文版)》专著

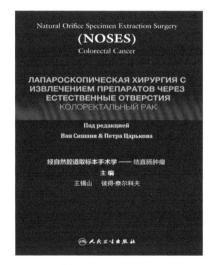

图 2-10 《经自然腔道取标本手术——结直肠肿瘤(俄文版)》专著

温馨提示:一个联盟聚精英,多部指南规范行,三版书籍内容精,多国语言举世兴。

(胡军红　李兴旺)

7 NOSES 的前景如何?

随着 NOSES 技术的逐渐成熟,大样本、前瞻性、规范化、多中心的数据必然会得到,以提高结直肠癌 NOSES 的证据等级,为结直肠 NOSES 新时代的到来提供可靠依据。结直肠 NOSES 较传统手术方法有着明显的优势,既符合患者的利益需求,同时也与外科医师追求微创技术的目标相一致,自然受到医患双方的青睐。相较于 NOTES,其操作上的可行性更强,为其发展提供了可能性。

NOSES 在结直肠癌方面应用是否满足无菌无瘤要求是目前存在的最大争议。彭健等对腹腔冲洗液进行细菌培养和肿瘤细胞计数检测,NOSES 组与传统腹腔镜手术组相比较,无明显差异。初步证明 NOSES 符合无菌无瘤原则。此外,更好的围术期肠道准备和缜密的术中操作可以最大限度地避免细菌污染腹腔及肿瘤脱落种植腹腔。NOSES 在其他领域的广泛应用也为其可行性提供了有力支撑,Kulkarni 等在机器人手术中完成了经阴道取出标本的根治性肾切除术及子宫切除术;Su 等完成经肛门取出标本的腹腔镜下侵袭直肠的复发性卵巢癌手术。基于 NOSES 在国际上多领域的广泛应用及其重要的临床意义,NOSES 在国内还有很大发展空间,就目前看来,其发展前景光明。

温馨提示:拓展领域勇创新,无菌无瘤要遵循,引领行业日益兴,世界同仁都说行。

(彭 健)

首先,结直肠 NOSES 术后腹壁仅有几处戳卡瘢痕,"无切口"从心理和生理两方面使患者受益。一方面,微小的戳卡切口,可有效减轻伤口疼痛,使患者术后可早期离床活动,利于其咳嗽排痰,从而降低了术后肠梗阻、下肢静脉血栓形成、肺部感染等多种并发症的发生率,缩短住院时间,加快胃肠功能的恢复;另一方面,NOSES 通过避免腹壁较长的切口,明显降低了切口裂开、感染、切口疝等风险。同时,现代社会人们越来越重视精神层面的追求,没有了术后较大瘢痕,患者精神压力减轻,对手术的抗拒减少,对治疗的配合程度也会上升。

其次,有研究结果显示,与传统腹腔镜直肠癌根治术相比,NOSES 结直肠癌根治术可有效减轻氧化应激反应,减少炎症因子的释放,对机体免疫功能影响更小。另外,有研究发现,接受 NOSES 的患者并没有发生更多的腹腔感染和肿瘤播散,表明免腹壁辅助切口 NOSES 具有安全性及可行性。

从外科医师的角度来讲,NOTES 一直是众人所追求的目标,但受到设备条件和操作难度的限制,一直很难被普及,NOSES 的出现无疑提供了一个介于理想和现实之间的桥梁,通过使用常规的腹腔镜器械,即可实现微创技术的一大进步(图 2-11)。

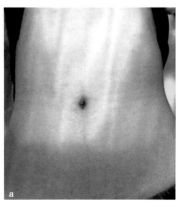
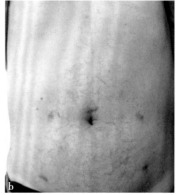

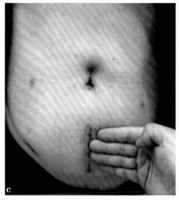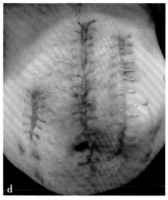

图 2-11　不同手术方式直肠癌术后腹壁

a. 直肠癌 NOTES 术后腹壁；b. 直肠癌 NOSES 术后腹壁；

c. 常规腹腔镜直肠癌根治术后腹壁；d. 开腹复发直肠癌根治术后腹壁

温馨提示：五大优势心中留，身心微创是追求，大爱无痕来拯救，回归社会幸福凑。

（彭　健）

NOSES 最大的成就感在哪?

腹腔镜辅助结直肠癌根治术经腹壁辅助切口取标本作为传统治疗方法早已广泛应用于临床,具有媲美开腹手术的近期疗效、较短的住院时间和较快的康复速度。然而,传统腹腔镜手术辅助切口所带来的近、远期并发症等,一定程度上影响了腹腔镜的微创本质。NOSES 在避免腹部辅助切口的基础上,又具备传统腹腔镜手术操作的优势,颠覆了传统认知理念,实现了超乎寻常的微创新突破! NOSES 最大的成就感,不仅在于手术本身为外科带来的创新理念的变革、为医师带来的满足感和成就感,更在于由此带来的患者受益。NOSES在保证治疗效果的前提下,实现了更轻的术后疼痛、更小的手术切口、更少的术后并发症以及更快的术后恢复,完美契合当前蓬勃发展的加速康复外科的理念。术后的腹部无辅助切口,弱化了患者的"患者"身份,减少患者术后不良心理暗示,帮助患者建立自信心,投入到正常的工作生活中,真正做到使患者的身心都恢复健康! 看得见的是少了个切口,看不见的是多了份信心! 患者获益,是每位外科医师幸福感和成就感的来源,也是开展 NOSES 的初衷,即使面临着无数的质疑和挑战,始终把患者利益放在第一位的初心也从未改变! 患者康复出院时的微笑,是 NOSES 巨峰登顶时最美的风景,也是每一位外科攀登者最执着的追求! 成就感和幸福感来源于 NOSES,却又高于 NOSES。

温馨提示:标本取出刹那间,身心愉悦满笑脸,成功时刻谁能知,唯有团队来品鉴。

(蔡建春　许淑镇)

10 开展 NOSES 对学科建设、科室发展有好处吗?

21世纪,微创外科和器官移植是外科发展的两大方向,NOSES 即经自然腔道取标本手术,是在传统腹腔镜腹部外科手术基础上,进一步向更加微创、更加美观方向发展的微创技术,避免了传统腹腔镜外科手术取标本时需要在腹壁取辅助切口的缺点。学科建设的本质就是打造学科"品牌",扩大学科知名度和影响力,也就是宣传、塑造学科"品牌"。如西安交通大学第一附属医院作为陕西地区最早也是开展 NOSES 例数最多的医疗单位,多年来致力于 NOSES 在胃肠道肿瘤手术中的应用,目前 NOSES 已经成为科室微创外科发展的一大特色技术和品牌,成为适宜患者就诊求医的首选。并于2019年成功获选为中国 NOSES 联盟陕西分会理事长单位,参与了多项 NOSES 相关的临床研究,极大地提升了学科的影响力和竞争力。因此,从我们自身体会而言,开展 NOSES 确实有利于学科建设,有助于促进科室发展。

温馨提示:学科发展益处多,特色技术促学科,持续发展有进步,无痕病房成规模。

(孙学军)

11 为什么说 NOSES 是好上加好、美上加美的技术？

　　随着腹腔镜广泛应用，使得微创手术得以普及，大大减轻了患者的痛苦，造福了整个社会。但是，随着社会的进步、医疗技术的提高，医务工作者们对传统的腔镜技术并没有满足，一直致力于追求更加微创的方法，在这种情况下，NOSES 技术应运而生。NOSES 为腹部免辅助切口手术，标本通过自然腔道（直肠或阴道）取出，消化道的离断及重建完全在腹腔内完成。术后体表仅留有几个戳卡孔，不需另取辅助切口取标本。与传统腹腔镜手术相比，NOSES 具有疼痛更轻，下床活动更早，术后下肢深静脉血栓形成、肺部感染、粘连性肠梗阻等并发症发生率更低，住院时间更短，美容效果更好，切口的感染和肿瘤种植发生风险更低等优势，此外，还避免了大的切口瘢痕给患者带来的心理压力。NOSES 能够广泛开展主要包括以下几个因素：首先，腹腔镜技术已经广泛开展，成为一种常规治疗手段，为 NOSES 的普及提供了必要的前提和基础。其次，从结直肠肿瘤及良性疾病的发病角度分析，约有 60% 的患者是可以考虑行 NOSES，并且可以从中获益。最后，由于器械设备的限制，腹腔镜技术很难再有新的突破。而 NOSES 的出现，在腹腔镜技术的设备基础上，结合"无疤"理念，让 NOSES 这一微创手术变成了"微创中的微创"，这一点也充分迎合了当前微创外科发展的大趋势。因此，可以说 NOSES 是好上加好、美上加美的技术。

　　温馨提示：微创发展几十年，患者受益千千万，目前仍处上升期，NOSES 技术来补全。

（胡军红　王晨宇）

第三篇

NOSES 术前准备及注意事项

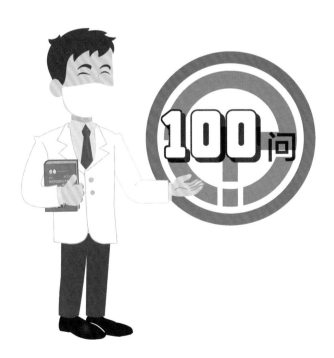

1 NOSES 适应证有哪些?

　　NOSES 的适应证,除了常规腹腔镜的适应证外,需更加关注对无菌无瘤原则的遵守。理论上,该术式适用于所有结直肠肿瘤的患者,标本可通过直肠或者阴道移除达到腹部无切口的状态,但实际临床工作中,考虑到无菌、无瘤原则,需要排除术前有明确肠梗阻、无法进行肠道准备的患者,这些患者无法达到无菌的要求或者术中容易发生腹腔被污染的情况。对于肿瘤较大、局部晚期或者系膜较为肥厚,预计无法从自然腔道取出者,也需要慎重选择。目前考虑最多的是肿瘤局部 T 分期与肿瘤大小:①肿瘤浸润深度以 T2~T3 期为宜,不建议对 T4 期肿瘤开展 NOSES,一方面由于 T4 期肿瘤在腹腔镜手术中的开展仍存有争议,另一方面考虑 T4 期肿瘤存在自然腔道种植的风险;②经直肠 NOSES 的标本环周直径 <5cm 为宜,经阴道 NOSES 的标本环周直径 <7cm 为宜。另外,对于预计需要行预防性造瘘的患者,可采用"类 -NOSES"的方式,经预防性造瘘口取标本,则不需要再经自然腔道移除标本。总之,腹腔镜结直肠 NOSES 是在原有腹腔镜微创治疗的基础上,严格遵循无菌和无瘤原则,在有良好团队协作配合的前提下,选择合适的结直肠肿瘤患者进行临床推广,真正做到"微创中的微创",造福于广大的结直肠肿瘤患者。

温馨提示:病例选择要把握,T2~T3 最适合,直径大小亦参考,肥胖 T4 不要找。

（江　波　白鹏宇）

2 NOSES 禁忌证有哪些?

结直肠 NOSES 的禁忌证除了传统腹腔镜开展的禁忌证外,还主要包括以下方面:①肿瘤局部分期较晚:不建议对 T4 期开展 NOSES,一方面由于 T4 期肿瘤在腹腔镜手术中的开展仍存有争议,另一方面考虑 T4 期存在自然腔道种植的风险。②病灶较大,经直肠取标本环周直径 >5cm,经阴道取标本环周直径 >7cm。③分化差的肿瘤,如黏液腺癌或印戒细胞癌,或术中无法确保肿瘤下切缘干净。④肥胖者(BMI ≥ 30),患者 BMI 也是取标本的一个重要限制因素。BMI 越大,其系膜肥厚程度往往越高,取标本难度越大,因此,对于 BMI ≥ 30 的重度肥胖患者,不建议常规开展 NOSES。但在临床中,经常会遇到些重度肥胖患者,其肠系膜体积却不是很大。对于这种情况,不能仅通过 BMI 进行判断,还需在术中结合肠管和肠系膜的实际情况进行综合评定。肥胖患者切口并发症发生风险高,如对这些患者开展 NOSES,将明显降低切口相关并发症的风险,这也将使肥胖肿瘤患者更加获益。⑤由于目前尚无法证实阴道切口是否会影响女性生育功能,因此不建议对未婚、未育或已婚计划再育的女性开展经阴道 NOSES。⑥肿瘤引起急性肠梗阻和穿孔,需行急诊手术者。

温馨提示:六大禁忌要注意,小心跌倒漩涡里,及时中转别墨迹,确保患者最受益。

(江 波 姜慧员)

3 术前如何选择 NOSES 患者?

众所周知,NOSES 作为一种微创中的微创手术,是近几年发展起来的一系列新的术式,在腹腔镜结直肠肿瘤手术患者中,适合做 NOSES 的患者约占 2/3,术前如何选择这部分患者才能确保 NOSES 有更高的成功率? 对于初期开展 NOSES 的单位和个人,如何正确地评估? 自己心中需有一杆秤。笔者根据自己总结的 NOSES 相关经验和心得体会,概括为"SPI"原则,即 Specimens、Patients 和 Individualization。

(1) Specimens:决定能否成功实施 NOSES 的重要因素不但包括标本的大小、长度,而且还包括肿瘤的位置和性质,术前的影像学检查(MRI、CT、钡灌肠)是评估这些因素的主要方法和手段。①肿瘤大小,标本的形状和大小是决定能否顺利实施 NOSES 的关键,中国 NOSES 专家共识建议:男性患者肿瘤直径 <5cm,女性患者肿瘤直径 <7cm。而国外部分文献建议可以适当增加适应证的范围。我们的经验是,有部分病例术中肉眼判断感觉经肛门取不出来,不过试试就会达到意想不到的效果。对于初期开展的同道,还是建议大家要严把适应证,一旦选择的患者不太适合,会增加 NOSES 的手术难度,打击术者的自信心,因为良好的开端就是成功的一半。②肿瘤长度,肿瘤的长度也是影响 NOSES 可行性的重要因素之一,肿瘤的长度过长,尤其是外翻切除,有可能会翻不出来,从而导致 NOSES 失败。文献报道,标本长度 ≤ 21cm 的肿瘤可以完成 NOSES,我们的经验是外翻切除能否成功主要看肿瘤浸润的长度,切除拖出主要看肿瘤浸润的宽度。③肿瘤的位置,无论采用 NOSES 哪种术式,原则上肿瘤位置越低,NOSES 的成功率越高;肿瘤位置越高,NOSES 的成功率则越低。直肠的病变 NOSES 成功率大于结肠病变,而低位直肠的病变 NOSES 成功率大于高位的病变。文献报道直肠的病变 NOSES 的成功率高达 96.7%,而结肠的病变 NOSES 的成功率则只有 54.5%。④肿瘤的性质,恶性肿瘤由于质地坚硬,在取标本过程中可能被自然腔道压缩的程度有限,而一些良性病变(如绒毛状腺瘤等)由于质地柔软,即使肿瘤体积较大,在取标本的过程中可能被自然腔道压缩的程度较大,NOSES 的成功率就高。当然,判断患者能否顺利实施 NOSES,术者不但要考虑患者的局部因素,而且还要综合考虑患者的全身因素,尤其对初期开展 NOSES 的团队来说,要把握好尺度,掌握好力度,循序渐进、慎重选择患者。原则上标本能经直肠取出的,尽量不经阴道;经阴道不能取出的,选择辅助切口取出。

（2）Patients：①BMI，BMI 的大小是决定能否顺利开展 NOSES 的至关重要的因素之一，BMI 越高，系膜就可能越肥厚，这样就会增加标本体积，导致取出困难。中国 NOSES 专家共识建议 BMI<30，而对于 BMI>30 的患者，有文献报道将肥厚的系膜与肿瘤标本分离后分别取出，这样做尽管实施了 NOSES，但术中是否违反了无瘤的原则，是否会影响远期的肿瘤治疗效果，我们不得而知。不过我们不建议将肿瘤标本分离，这样也不符合整块切除的原则。我们的经验是对初期开展 NOSES 单位，BMI 最好选择 25 左右。②性别，性别也是影响 NOSES 能否成功的因素之一。一般来讲，女性患者开展 NOSES 的成功率高于男性患者，文献报道男性失败率是女性的 3.3 倍，原因可能是由于男女骨盆的形状和大小的差异，男性骨盆相对狭窄，女性骨盆宽广，所以标本的游离和取出相对容易；此外，女性患者经肛门取标本失败后还可以选择经阴道，因为阴道伸展性好，血运丰富，可以取出较大的肿瘤。有文献报道经阴道可以取出直径为 9cm 的右半结肠标本。

（3）Individualization：个体化治疗强调的是根据患者的个体差异，对于不同患者或者同一患者的不同阶段，制订独一无二的诊疗方案。针对结直肠肿瘤患者，术前我们如何评估患者适合什么样的手术方式？如开放手术？腹腔镜手术？ NOSES ？要考虑患者的综合情况，我们的经验是要量体裁衣，适合患者的才是最好的，切忌为技术而技术，盲目地扩大适应证范围。再好的技术，都有它的应用范围，超出范围，有时候会给患者带来不幸的结果。我们要以患者的利益和疗效最大化作为我们选择治疗方式的原则和根本，充分发挥每一种治疗方式的优势，避免或者减少其劣势的出现。

温馨提示：选择患者很重要，SPI 原则把握好，局部全身考虑到，克敌制胜好法宝。

（胡军红　李兴旺）

4 开展 NOSES 具备的条件有什么?

NOSES 是无瘢理念与传统腹腔镜手术的有机结合,强调通过腹腔镜完成腹腔内的常规操作,然后利用自然腔道取出标本,既避免了腹壁的辅助切口,体现出良好的微创效果,又迎合外科医师的操作习惯,并不过多地增加手术难度。不同于经自然腔道内镜手术(NOTES)需要特殊的设备,NOSES 使用常规的腹腔镜器械即可完成手术。但是 NOSES 号称"微创中的微创"手术,无论是对患者的条件还是对手术团队的水平都提出了更高的要求。对患者来说,要进行 NOSES 必须首先满足适合腹腔镜手术的所有前提,术前要评估心肺功能储备、全身情况、有没有进行腹腔镜手术的禁忌证;术前和术中要评估肿瘤标本能不能经自然腔道取出。一般来说,开展 NOSES,标本需经自然腔道取出,建议:肿瘤浸润深度以 T2~T3 为宜,经肛门取标本要求标本最大环周直径 <5cm 为宜,经阴道取标本要求标本最大环周直径 <7cm 为宜。当然,在临床工作中,可以根据系膜肥厚程度、自然腔道解剖结构等情况,灵活掌握手术适应证。NOSES 相对禁忌证包括肿瘤病灶较大、肠管系膜肥厚、患者过度肥胖(BMI ≥ 30)。此外,合并肛周疾病或肛门狭窄者,不建议开展经直肠 NOSES,合并妇科感染、阴道畸形或有生育计划的女性,不建议开展经阴道 NOSES。对医师来说,要开展 NOSES,必须有熟练的腹腔镜手术经验。由于 NOSES 涉及在腹腔内开放自然腔道,并可能需要在腹腔镜下完成消化道重建,对手术团队无菌、无瘤观念的要求、对手术团队腹腔镜下操作的配合都提出了更高的要求。需要强调的是,NOSES 是高选择的手术,是锦上添花的手术,一旦发现患者条件不适合进行 NOSES,或手术团队没有能力完成 NOSES,该放弃就要放弃,该中转就要中转,切记任何时候都不能为做 NOSES 而做 NOSES!

温馨提示:腔镜基础是首选,知识储备很关键,团队配合多磨练,选择患者严把关。

(胡军红　李兴旺)

5　有合并症的患者适合做 NOSES 吗?

　　对于腹腔镜手术而言,严重腹腔粘连的患者,由于解剖结构紊乱,腔镜下组织分离、层次寻找尤为困难,不适合腔镜手术。合并严重心肺功能不全的患者,由于人工气腹的建立,增加了腹压,减少了回心血量,对患者的生命安全造成威胁,也不适合腹腔镜手术。另外,对于巨大盆腹腔肿块的患者,在进针的时候就有可能穿到肿瘤,导致肿瘤的破裂,也不适合腹腔镜手术。除此之外,对于很多伴有合并症的患者,只要做好了充分的术前评估和围术期的准备,依然可以开展腹腔镜手术。NOSES 与常规腔镜手术最大的区别就在于消化道重建方式和标本的取出途径。对于很多伴有合并症的患者,如果可以行腹腔镜手术,并且标本符合 NOSES 的条件,依然可以行 NOSES,关键在于该合并症会不会影响消化道重建和标本取出。合并肛周疾病或肛门狭窄者,由于无法经直肠取出标本,所以不适合 NOSES;合并妇科急性感染、阴道畸形或有生育计划的女性,由于无法经阴道取出标本,不建议开展经阴道 NOSES。

　　温馨提示:合并症状不可怕,充分准备效果佳,腔镜禁忌要记住,不能绝路走天涯。

(胡军红　周世灿)

6 肥胖的患者适合做 NOSES 吗?

随着人们饮食习惯以及生活方式的改变,如今肥胖的患者越来越多。目前国内外研究均表明,肥胖是结直肠手术后不良事件和术后住院时间较长的非手术原因之一。目前用来评估肥胖的指标和方法有许多,包括体重指数、腰臀比、内脏脂肪面积等。对于肥胖患者特别是内脏脂肪面积较大的患者,较多的内脏脂肪可导致手术中器械抓持力的改变,手术视野清晰度的降低,操作空间的缩小等,直接或间接增加了手术难度。福建医科大学附属第一医院胃肠外科回顾性分析了 232 例行常规腹腔镜结直肠癌手术的患者,指出内脏性肥胖的患者较非内脏性肥胖的患者在施行腹腔镜结肠癌根治性切除术中检出的淋巴结数量更少、术后住院的时间更长;内脏脂肪面积 ≥ $100cm^2$ 是其发生的独立预测因素。同时该研究指出对于内脏性肥胖的患者,施行腔镜手术并不会显著增加短期手术不良结局,对于肥胖患者开展腔镜手术是可行的。手术医师操作熟练程度的提高以及对患者术前情况的充分评估,可以降低肥胖患者结直肠癌手术不良结局的发生。

面对肥胖患者,NOSES 降低了术后切口感染和脂肪液化的风险,但依然存在腹腔操作空间狭小和脂肪堆积所致的局部解剖辨识困难的问题。《结直肠肿瘤经自然腔道取标本手术专家共识(2019 版)》明确指出,NOSES 相对禁忌证:肥胖患者(BMI ≥ 30)。笔者团队的经验是,如果术者团队经验丰富并且进行了充分的术前评估,BMI<36 的肥胖患者 NOSES 也是可行的,但必须要严格把握无菌、无瘤操作原则。2019 版共识仅对体重指数提出要求但未对内脏脂肪面积进行探讨。目前国内外有关肥胖与结直肠癌 NOSES 的临床研究鲜有报道。国外有学者对一位 58 岁体重指数为 44.2 且合并糖尿病和高血压的胃癌患者行胃癌 NOSES,术后 7.5 个月随访时未出现复发。随着 NOSES 的蓬勃发展,有关肥胖与结直肠癌 NOSES 的循证证据会越来越多。同时,我们相信,随着腹腔镜技术的进步和外科医师操作水平的提高,越来越多的肥胖患者也会享受到 NOSES 带来的益处。

温馨提示:肥胖手术瓶颈多,增加难度耐心做,适度把控要掌握,肥胖不是棘手活。

(胡军红　周世灿)

既往有腹部手术史的患者大多会因腹腔粘连导致正常的解剖结构遭到破坏,阻碍器械操作,影响手术视野的暴露,给手术造成难以预料的困难。面对这样的困难,腹腔镜手术相较于开腹手术更具优势。腹腔镜下视野的放大,使术者更容易辨认解剖结构,更容易找准组织间隙,更容易分离,与周围组织的粘连也比较容易处理,提高了手术的安全性。黄勇教授通过回顾性分析 424 例有腹部手术史的、分别行腹腔镜与开腹手术的结直肠癌患者的临床资料,结果发现既往有腹部手术史对腹腔镜结直肠癌手术无明显影响。因此,对于既往有腹部手术史的患者,腹腔镜结直肠癌手术是安全可行的。但是目前伴有腹部手术史的结直肠癌患者行 NOSES 的临床研究鲜有报道。随着经验的积累和手术技巧的日臻熟练,有腹部手术史者行 NOSES 将不再是禁忌。同时我们也应该对手术区域的粘连程度做好充分评估,合理布局戳卡位置,尤其适合在原有瘢痕附近打戳卡,熟悉解剖,寻找间隙,选择合适的分离器械进行仔细分离,对局部粘连重、解剖不清的患者应量力而行,根据情况决定是否中转开腹,以避免发生后果严重的手术副损伤。

　　温馨提示:腹部手术非禁忌,全面评估要牢记,寻找间隙细分离,腹壁不能再伤及。

(胡军红　周世灿)

8 育龄妇女可以做经阴道 NOSES 吗?

在经阴道 NOSES 中,阴道切口愈合情况是很多医师担心的问题。其实,在很多妇科手术中,阴道后穹隆会被常规性地切开,甚至术中不需缝合,也并不会影响术后阴道切口愈合,可见阴道这种良好的愈合能力往往高于结直肠外科医师对它的认识。此外,也有大量研究表明,在结直肠经阴道取标本手术中,阴道切口并发症的发生率并没有明显增加。阴道切口是否会影响性功能也是值得关注的问题。Pal 等开展了一项研究,对 11 例经阴道取标本的结直肠肿瘤患者进行为期一年的随访,所有患者均未出现任何性功能方面的异常。Kim 等进行了一项对比经阴道与经腹取标本在结直肠手术中的安全性的研究,术后长期随访结果显示,在 58 例经阴道取标本的患者中,并没有发现直肠阴道瘘与性交功能障碍的病例。此外,在中国 NOSES 联盟主导开展的多中心研究中,69 例患者采用了经阴道取标本手术,术后患者均未发生直肠阴道瘘,随访结果也没有性功能障碍的报道。综上表明,经阴道 NOSES 无论在近期并发症,还是远期功能障碍方面,均表现出很好的安全性。因此,理论上来讲,育龄期妇女是可以做 NOSES 的,但对于有生育计划的育龄期女性开展经阴道取标本的 NOSES 暂没有相关的文献及数据支持,这类患者行经阴道的 NOSES 一定要充分考虑到各种因素,慎重选择。

温馨提示:育龄妇女要慎重,文献并未来说明,阴道切开很安全,患者选择是关键。

(胡军红　李兴旺)

　　首先,我们要和患者及家属沟通 NOSES 的技术优势:①创伤小,术后疼痛轻,下床活动早,胃肠功能恢复快,进食早,与卧床相关的并发症(坠积性肺炎、深静脉血栓等)发生率就会降低;②腹壁功能障碍小,由于没有了辅助切口,术后切口感染、切口疝等与切口相关的并发症几乎可以避免;③腹壁美容效果好。术后数月、数年后腹壁穿刺孔瘢痕几乎看不到,尤其适合年轻的女性患者,穿上露脐装,照样青春飞扬;④心理影响小,有时候压垮患者的不是躯体的疾患而是疾患给患者心理造成的创伤和心理阴影,笔者所医治的有几例 Miles 患者,数年后在和我的交流中还有种自卑感,有一种"站不到人前"的感觉和心理障碍,从而不愿出门、不愿与人交流。同样,腹壁瘢痕的存在可能是患者心理永远抹不掉的"疼",随时都能看得到、摸得着,与患者陪伴终身。

　　其次,我们要让患者及家属了解到经阴道取标本不会造成术后器官功能障碍(夫妻生活质量等)。众所周知,女性患者经阴道后穹隆切开取标本一直受到大家的争议,其实阴道是理想的取标本的器官,因为它有以下优点:①弹性好、舒展性大,可以取出更大的标本;②血供丰富,只要血供丰富的组织和器官,抗感染的能力就强;③天然洁净,切开后腹腔污染的概率就会降低;④取标本方便容易,与经口腔途径取标本相比,道路更短、操作更容易、并发症更少,无菌无瘤更有保证。

　　其实很多同道同样也担心切开阴道后穹隆会导致一系列问题。但尚未见术后性功能障碍和阴道后穹隆切开后的并发症(局部感染、出血、直肠阴道瘘)的发生率在相关的文献中报道。

　　温馨提示:谈话技巧很重要,医学知识普及到,保守观念要改变,何惧病魔除不掉。

(胡军红　李兴旺)

10 如何给男性患者进行 NOSES 术前谈话?

男性患者 NOSES 的术前谈话同女性患者一样,要在充分告知的前提下,在确保患者正确理解的基础上,让患者自主、自愿地做出选择,并尊重患者的选择。所不同的是,由于男性和女性在生理结构上的差异,男性患者在开展 NOSES 的过程中存在着更大的不确定性。比如,由于男性骨盆多呈漏斗形,较女性更为深、窄,因此,相同位置的直肠肿瘤,在男性患者中手术难度会更大,而且经直肠取出标本的难度和不确定性都会增加。一旦经直肠取不出标本,NOSES 就无法顺利实施,需要在腹壁上做腹壁切口,"中转"为常规腹腔镜手术。

温馨提示:男性骨盆有特点,NOSES 手术相对难,术式选择要自愿,沟通谈话保平安。

(郑阳春 张 轲)

11 NOSES 花费高吗?

NOSES 为腹部免辅助切口手术,标本通过自然腔道(直肠或阴道)取出,消化道的离断及重建需要完全在腔内完成,因此 NOSES 与常规腹腔镜手术相比,有可能需要多用 1~2 个钉仓。如笔者团队在行右半结肠切除 NOSES 时一般应用 3 个钉仓完成消化道的体内重建;乙状结肠及上段直肠 NOSES 一般需要 2~4 个钉仓;低位直肠如果采用外翻的标本离断,一般需要一个弧形切割闭合器。与体外消化道重建相比,患者总的花费其实并不高。国内有报道指出采用 NOSES 的患者住院费用低于常规腹腔镜患者。

如何在保证结直肠癌根治效果和生存率的同时,将手术对患者的创伤降到最低、减少住院费用、减轻患者和国家的医疗负担,一直是结直肠外科医师追求的目标。为此,我们做出了很多改进与尝试。崔春晖,张晋冀等指出将快速康复理念应用于 NOSES 中可以降低住院费用。张大权等指出将自锁式尼龙扎带应用于结直肠癌 NOSES 中在一定程度上降低了患者的治疗总费用,具有一定的卫生经济学价值,更容易在基层医院推广应用。胡军红团队发现抵钉座体外置入法经肛门外翻切除标本的腹部无辅助切口腹腔镜低位直肠癌根治术相较于常规手术降低了住院费用。

温馨提示:腔内吻合是趋势,花费相当有节制,快速康复是目的,微创收益乃第一。

(胡军红　王晨宇)

12 NOSES 如何做肠道准备？

NOSES 术中需要在腹腔内开放肠腔进行取标本或完成消化道重建,为了避免肠道开放时肠液外溢对腹腔造成污染,要尽量确保开放肠道时肠腔为空虚状态,因而对术前的肠道准备提出了更高的要求。肠道准备是指综合运用饮食、导泻、灌肠及联合口服抗生素等多种措施排空肠道内容物,降低肠道内细菌数量的方法。目前 NOSES 的肠道准备总体来说是借鉴择期结直肠手术的肠道准备方法。

(1)饮食调整:术前 3 天开始无渣或少渣半流质饮食,术前 1~2 天进流质饮食,术前 12 小时禁食,术前 4 小时禁饮;根据患者营养状态给予至少 1 天静脉营养支持。

(2)口服导泻剂:无肠道梗阻症状的患者,术前 1 天口服导泻剂进行机械性肠道准备,临床上使用比较多的口服导泻剂有磷酸钠盐口服溶液、聚乙二醇电解质散剂、乳果糖、硫酸镁等;甘露醇对肠道刺激明显。

(3)灌肠:术前 1 天开始,应用生理盐水、软皂液或电解质溶液进行清洁灌肠,但需注意的是,反复多次灌肠,有增加肿瘤细胞脱落种植转移的风险。

(4)口服抗生素:多采用口服不吸收性药物,如庆大霉素、甲硝唑、丁胺卡那霉素、氨苄西林等,以抑制肠道细菌或内毒素易位。目前,关于术前肠道准备是否该常规口服抗生素仍存在争议,在择期的结直肠手术中,绝大多数医院并未常规使用口服抗生素,但是越来越多的证据表明,术前机械性肠道准备联合口服抗生素有助于降低浅部手术部位感染、吻合口漏和腹腔感染的发生率。

温馨提示:反反复复要强调,肠道准备很重要,常规准备无特殊,肠道清洁污染少。

(郑阳春　张 轲)

13 NOSES 如何做阴道准备?

对于常规结直肠手术,术前一般不需要进行阴道准备。但是对于拟经阴道取标本的 NOSES 患者,为了避免术中的污染,术前、术中均需进行严格的阴道消毒和准备。关于术前的阴道准备,并没有指定的方案。在美国,目前只有聚维酮碘(PVP-I)批准在阴道中使用,在其他国家也有选用葡萄糖酸氯己定。聚维酮碘是水溶性的,不需要酒精之类的溶剂,可减少对皮肤和黏膜的刺激;而且聚维酮碘是非致敏性的,对皮肤和黏膜也不会产生刺激和疼痛。尽管如此,有些患者仍然可能产生过敏反应,因此聚维酮碘不可用于严重碘过敏患者。葡萄糖酸氯己定配伍高浓度的乙醇具有较高的抗菌活性,通常用于皮肤准备,但是由于其具有刺激性,应用于阴道消毒时,应该适当降低葡萄糖酸氯己定和乙醇的浓度。

对于拟行经阴道取标本 NOSES 的患者,可采用以下方案进行阴道准备:①术前 3 天使用 3‰ 碘附或 1‰ 苯扎溴铵冲洗阴道,每天 1 次;②手术当日冲洗阴道后,再用 3‰ 碘附仔细消毒宫颈,并用纱球擦干阴道黏膜和宫颈;③术区消毒时,外阴、阴道及肛门周围等部位需要在原有基础上再重新进行消毒。另外,术中严格遵循无菌和无瘤原则进行操作。

温馨提示:阴道准备很简单,患者轻松又安然,术前一天开始做,碘附方便保安全。

(郑阳春　张 轲)

55

NOSES 术前有哪些特殊的影像学检查？

NOSES 因为需经自然腔道取标本,所以对肿瘤部位、肿瘤大小、肿瘤分期(尤其是 T 分期)以及结直肠系膜肥厚程度等都有要求;除此之外,如果预计要经肠道取标本,还需要判断肠腔的粗细以及通畅情况。因此,NOSES 的术前评估,尤其是影像学评估显得尤其重要。CT 增强扫描不但可以了解肿瘤的远处转移情况,还可以评估肿瘤部位、病灶大小、外侵程度、淋巴转移情况;尤其是 CT 虚拟结肠镜(computed tomography virtual colonscopy,CTVC)可以非常直观地了解病变的形态和范围,更为准确地确定肿瘤浸润情况,有利于病变程度的评估和手术方案的决策。MRI 对软组织的分辨率优于 CT,尤其是高分辨率 MRI 的应用,可以更准确地评估肿瘤的浸润程度(T 分期)、淋巴转移(N 分期)、环周切缘(circumferential resection margin,CRM)情况。经直肠超声检查(transrectal of ultrasound,TRUS)能够很好地分辨直肠壁的各层结构,对中、低位直肠癌 T 分期诊断的准确率优于 CT 和 MRI,缺点是对肠管狭窄和位置较高的直肠癌患者无法全面评估,检查结果容易受肠内容物的影响,以及无法评估远处淋巴结的情况。对比剂灌肠造影如钡灌肠、碘海醇灌肠造影都能相对准确地定位肿瘤病变的位置,并可以提供肿瘤累及肠段范围、肠腔狭窄程度、近端肠腔扩张情况等比较直观的信息。如果拟行经直肠取标本的 NOSES,还可以了解直肠肠腔的粗细程度,对肿瘤标本是否能经肠道取出有个大概的判断。

温馨提示:肿瘤位置很重要,影像评估来依靠,不同方法互补充,判定位置保成功。

(郑阳春　张　钶)

15 NOSES 术前肿瘤位置的判定方法有哪些?

肿瘤的定位对 NOSES 取标本途径的选择、取标本方式的确定有非常重要的作用。NOSES 术前对肿瘤位置的判定方法,除了 CT、MRI、对比剂灌肠造影等影像学手段外,最常见的是肠镜下标记和定位。术前肠镜定位最普遍的是采用染料法。对于肿瘤较小的患者,或肿瘤已经行内镜下切除追加手术的患者,术前在肠镜检查时,在病灶边缘或周围肠壁内注射染色剂,以帮助术中定位肿瘤位置,避免反复探查无法确定肿瘤位置时陷入被动。用于肠镜定位的染料常见的有纳米碳和亚甲蓝,其中,以纳米碳标记定位实用性和安全性最好。前期研究显示,纳米碳的染色效果可持续达数月之久,并可同时促使区域淋巴结染色,有利于术中淋巴结清扫和术后转移淋巴结的检获。除了内镜下注射染料定位法,还可以通过内镜下钛夹标记结合腹部平片的方式进行肿瘤定位。为防止钛夹脱落,肠镜检查结束后应立即行仰卧位腹部平片检查,根据 X 线片上钛夹的位置,于体表对应部位做标记,必要时可结合术中摄片再进一步确定肿瘤位置。需要指出的是,除了借助于影像学检查和内镜检查,对中低位直肠肿瘤来说,肛门指诊有着其他辅助检查无法替代的重要作用。通过肛门指诊不仅可以非常直观地了解肿瘤的大小、质地、活动度、侵犯肠腔周径、肿瘤距肛缘距离,还可以了解肠腔的大小、肠壁的弹性、肛门有无狭窄等情况,为评估患者是否适合行经直肠取标本 NOSES 提供重要参考。

温馨提示:位置判定方法多,不同方法要结合,肠镜定位好效果,肛门指诊不放过。

(郑阳春　张 轲)

NOSES 术前护理准备有哪些?

　　护理是临床治疗的重要组成部分,患者的顺利康复既有赖于医师有效的治疗,也离不开护士精心的护理。NOSES 术前的护理准备包括以下几个方面。

　　(1)心理护理:NOSES 是一项新兴的外科技术,经自然腔道取标本,尤其是经阴道切开取标本,患者可能因缺乏疾病相关知识、惧怕手术风险或其他问题而产生焦虑、不安的心理。护理人员可采用制作图谱、播放视频、课堂宣教等多种方式,直观形象地向患者介绍治疗的相关知识,并人性化地对其进行心理疏导,消除患者疑虑,缓解负面情绪,提高手术耐受性。

　　(2)临床护理:配合术前肠道准备,指导患者饮食及口服泻药;协助医师控制患者合并的高血压、糖尿病、冠心病等基础疾病;监督患者戒烟戒酒,并指导其进行咳嗽、扩胸、深呼吸等肺功能锻炼,减少术后肺部并发症的发生;指导患者进行提肛、缩肛运动,锻炼肛门括约肌,预防术后肛门功能障碍。

　　(3)手术器械准备:手术室护理人员应提前了解患者病情、手术方式,熟悉医师手术习惯,备齐所需手术用物,包括腹腔镜设备、负压设备、电外科设备、腹腔镜器械等用物。由于 NOSES 涉及在腹腔镜下开放自然腔道进行取标本和消化道重建,对无菌无瘤操作的要求比较高,护理人员应提前准备消毒、冲洗、隔离、保护等用品。

　　温馨提示:医疗护理都重要,消除疑虑靠疏导,护理内容多样化,护患关系要融洽。

（郑阳春　赵晓芳）

NOSES 虽然是一项新兴技术,但这一技术的创新性除了体现在标本取出途径和消化道重建方式上,更重要的是理念上的更新。目前,NOSES 设备平台主要以 2D 腹腔镜器械设备为基础,只要有腹腔镜设备的中心均可开展 NOSES。对于有腹腔镜手术经验的外科医师来说,NOSES 的学习曲线将明显缩短,操作难度也将相对变小。对于没有腹腔镜手术经验的外科医师,不建议直接开展 NOSES。除 2D 腹腔镜设备以外,3D 腹腔镜、达芬奇机器人、单孔腹腔镜、腹腔镜和肠镜双镜联合、腹腔镜和 TEM 镜双镜联合等也均可完成 NOSES。但不同方式各有优劣势,比如 3D 腹腔镜使操作视野更加清晰逼真,可以使手术操作更加精准确切,有助于外科医师完成各种高难度手术操作;达芬奇机器人过滤了人手的细微抖动,使操作更加稳定、灵活。此外,经自然腔道取标本需要一个工具协助标本取出,避免标本与自然腔道接触。取标本工具主要分硬质和软质两种。软质工具有更好的可塑性和弹性,不受标本大小的限制,只要自然腔道条件允许,均可以取出,主要包括切口保护套、电线保护套、无菌标本袋等。硬质工具韧性更好,具有良好的支撑作用,标本环周径小于设备口径时,可以顺利将标本取出,但如标本环周径大于设备口径,标本将很难取出。硬质工具主要包括塑料套管、经肛内镜、TEM 设备套管等。目前,临床中也有硬质、软质工具联合应用或使用双重软质工具等多重保护手段,进一步确保无菌无瘤原则(图 3-1、图 3-2)。

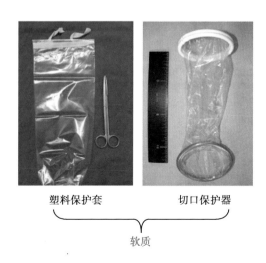

塑料保护套　　　　　切口保护器

软质

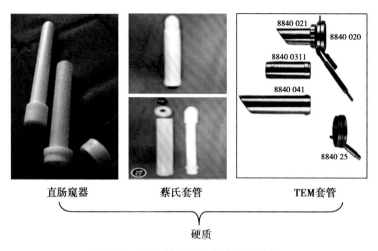

直肠窥器　　　　蔡氏套管　　　　TEM套管

硬质

图 3-1　经自然腔道取标本保护装置

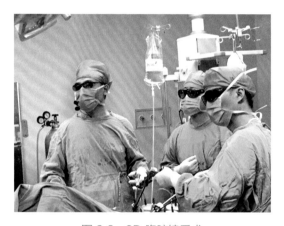

图 3-2　3D 腹腔镜手术

温馨提示：特殊器械需准备，标本装袋多体会，取出技巧多思考，标本取出成就高。

（江 波　高 晟）

第四篇

NOSES 术中技术和关注要点

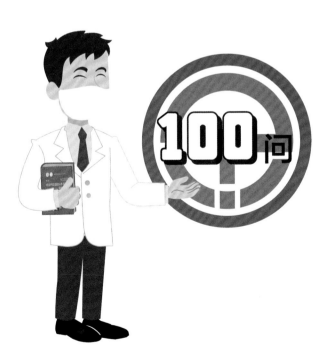

100问

NOSES 术中器械护士如何更好地配台?

NOSES 需要完全在腹腔镜下完成操作,这需要手术团队成员在手术过程中协同合作,各司其职。众所周知,腹腔镜手术不同于开放手术,开放手术可以单打独斗,不需要有经验的扶镜手和一助的镜下配合,主刀医师带着进修医师或者实习医师就可以把手术完成。但腹腔镜手术需要熟悉腹腔镜操作的医护人员,需要腹腔镜相关的器械,尤其需要器械护士熟悉腹腔镜技术及相关器械的性能特点,这是安全、顺利开展手术的保证。NOSES 与传统腹腔镜手术的器械平台无异,在保证无菌、无瘤操作时,器械护士需要与术者密切配合。

器械护士应该具备熟练的基础知识和专业技能,熟练掌握 NOSES 的操作方法、程序步骤及要点。术前,器械护士要做好手术物品及腹腔镜设备的准备。对于 NOSES 特殊使用的器械,应根据术者习惯提前制备,如制备好无菌保护套、术中用各种型号的碘附纱条等。此外,器械护士要做好器械的连接工作,注意无菌、无瘤操作,避免污染,尤其是会阴组操作时,最好给会阴组医师备好另一套器械,以有两个器械护士为宜,另外还需给会阴组医师备好络合碘盐水供冲洗用。手术过程中,根据术者需要,传递抓钳、分离钳、超声刀、剪刀、直线切割闭合器等。手术过程中还应密切观察手术进展,镜面不清晰时及时擦拭,器械有血污、焦痂时及时清除。最后,对于与取标本相关的器械需要特别关注和处理。

温馨提示:台上护士要主动,提前备好术中用,一送二接三固定,无用多说看行动。

（王贵玉　王　猛）

2 NOSES 操作对体位有要求吗?

经肛门或经阴道取标本的 NOSES 需要对会阴部进行良好的暴露。因此,根据手术的具体情况可以选择功能截石位、分腿平卧位等。对于体位的选择应当遵循以下原则:①体位的选择要便于术中提前对标本"出口"做好准备。NOSES 需要一名助手进行会阴部位的操作如扩肛、冲洗等,以便于建立标本"出口"。②体位的选择要有利于助手在会阴部操作,保证助手在会阴部的操作空间,便于在直视下取标本。③体位的选择要有利于在外翻取标本时判断切缘。良好的体位带来充分的暴露,将有利于对标本"出口"周围组织的保护,如经肛取标本时对括约肌的保护。

此外,NOSES 手术操作时对于患者整体的体位要求与传统腹腔镜手术相同,根据肿瘤部位及手术方式不同亦有变化。如乙状结肠、直肠肿瘤手术取头低位,右半结肠肿瘤手术取右高左低位等。这些体位便于系膜及肠管的显露,方便组织的游离。但调整体位时应注意与麻醉医师配合,术后及时调整回正常体位,便于结束手术及麻醉。对于不便于头低位的特殊患者,不应强求体位,应与麻醉医师共同协商一个可接受的安全体位(图 4-1)。

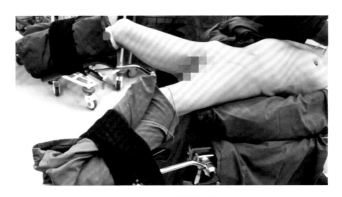

图 4-1 患者体位

温馨提示:体位调节很重要,重力作用肠管跑,视野显露好游离,精准解剖是目标。

(王贵玉 王 猛)

3 NOSES 对麻醉有何特殊要求?

NOSES 的麻醉方式与常规腹腔镜手术无异,全身麻醉常常是首选的麻醉方法。这是因为在充分的肌肉松弛情况下,气腹能创造良好的手术环境,便于进行手术操作,有效减少意外损伤。而且在控制呼吸的情况下,可以及时排出过多的二氧化碳,降低手术和麻醉的风险。麻醉医师术前须对患者的肺功能和心血管功能进行全面的评估,对气腹时的病理生理变化有全面的了解。气腹建立引起血流动力学轻微波动的腹压阈值为 12mmHg(1mmHg=0.133kPa),腹压升高至 15mmHg 以上就会对呼吸和循环系统造成不利影响。对伴有心脏疾病的患者,建议采用更低的气压(8~10mmHg)。在腹腔镜手术中,体位的改变应该缓慢,避免血流动力学的巨大波动。术中严密监护是保证患者生命安全和手术成功的基础。在标本取出的过程中(尤其是经肛途径)应适当加深麻醉,充分使括约肌松弛便于标本取出。

温馨提示:腹压适当影响小,术中监测离不了,标本取出关键时,加深麻醉效果好。

(王贵玉　王　猛)

4 NOSES 会阴操作时器械护士如何配台?

一台完美的手术,需要医护、麻醉、巡回等各个环节的密切配合和无缝衔接。对于 NOSES 而言,可能对麻醉、器械护士要求更高,因为无论经阴道或是经直肠取标本,会阴部的操作和配合都很重要,器械护士在会阴部操作中发挥着举足轻重的作用,那么如何和手术医师配合?

(1)理论的准备:开展 NOSES 前,最好选择经常配合而又熟悉 NOSES 操作步骤的护士上台,但有时候因工作需要我们无法选择,此时建议器械护士熟悉了解 NOSES 的操作过程和步骤,做到心中有数,有的放矢。

(2)器械的准备:会阴部消毒铺巾后,常规在肛门的前方粘贴神经外科用的护皮膜,这样可以保证在冲洗自然腔道和标本的时候冲洗液自然流到护皮膜的储存袋里,干净方便。需准备的特殊器械有有齿卵圆钳(取标本用)、碘附盐水、手术器械、高频电刀、冲洗器具、弧形切割闭合器、荷包钳、荷包线等,确保会阴部器械不与腹部操作器械混合使用,避免交叉污染(图 4-2)。

总之,腹腔镜 NOSES 会阴操作时器械护士需要提前准备好术中需要的器械及物品,了解手术步骤,掌握各种仪器的使用方法及性能,术中注意观察手术进程,严格区分不同部位使用的器械,准确熟练地配合手术。

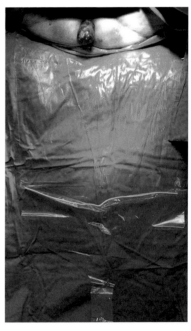

图 4-2　会阴组护皮膜

温馨提示:手术步骤要熟悉,器械准备要牢记,理论知识要复习,默契配合懂规矩。

(胡军红　李兴旺)

减孔和单孔技术适用于 NOSES。随着腹腔镜技术的发展,减孔和单孔腹腔镜技术可以在确保安全和可行的前提下,最大限度地达到微创和美容的效果。但该技术的实施需要术者具备娴熟的腹腔镜手术操作技能,团队良好的手术配合。减孔技术所减少的戳卡孔建议选择助手辅助操作孔。三孔法同样可完成,但缺少助手辅助显露,可能显著延长手术时间。

单孔腹腔镜结直肠手术是在传统腹腔镜手术基础上发展而来的,通过腹部单一小切口置入多枚腹腔镜器械实施结直肠手术的一种手术方式。单孔腹腔镜结直肠恶性肿瘤的根治手术,在技术成熟及符合适应证的情况下开展,不影响根治效果,应当重视的是开展单孔腹腔镜结直肠癌手术,必须选好适应证,要在腔镜技术成熟的前提下逐步开展(图 4-3~ 图 4-5)。

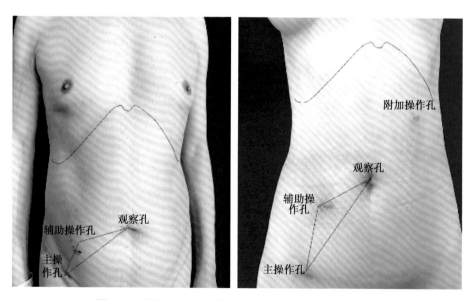

图 4-3 减孔 NOSES 腹腔镜直肠癌根治术戳卡孔布局

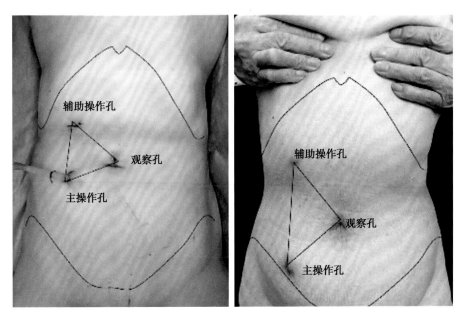

图 4-4 减孔 NOSES 腹腔镜左半结肠癌根治术戳卡孔布局

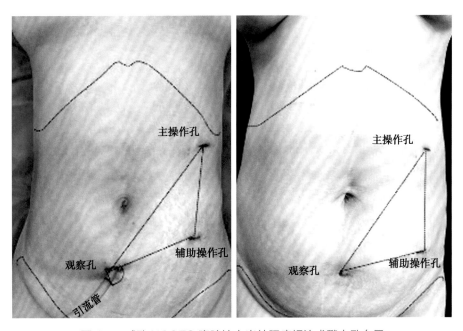

图 4-5 减孔 NOSES 腹腔镜右半结肠癌根治术戳卡孔布局

开展 NOSES,需要完善的团队配合,且选择合适的病例。选择肿瘤大小相对偏小的病例,可避免破坏无瘤原则及标本无法取出反而造成更大创伤的情况发生。在团队经验到位的前提下,减孔及单孔技术都不失为减少手术创伤的办法,但仍需注意的是各技术都会有局限性,切不可为了减孔而减孔,为了减少切口而强行 NOSES,因为患者的生命安全高于一切。

温馨提示:减孔单孔都是孔,减少孔道能完成,合理开展莫贪功,手术安全要保证。

（江　波　王立春）

6 NOSES 操作的关键点是什么?

NOSES 是基于腹腔镜手术的微创技术,其大部分手术操作及原则均与腹腔镜手术一致,因此在肿瘤根治性手术过程中,包括肠系膜游离层面、血管离断、淋巴结清扫、肠管离断等步骤均与腹腔镜下肿瘤根治术一致。NOSES 操作的关键点在于 NOSES 的取标本途径和消化道重建方式。

(1)标本的取出:根据取标本途径,NOSES 分三种,经肛门 NOSES、经阴道 NOSES 与经口 NOSES。目前开展较为广泛的结直肠 NOSES 标本取出主要包括经肛门与经阴道两种途径。肛门是结直肠 NOSES 应用最普遍的取标本途径,主要适用于标本小、容易取出的患者。由于阴道具有良好的延展性,主要适用于标本较大、无法经肛门取出的女性患者。除了选择标本取出途径,NOSES 手术操作中还有一个关键点是标本的取出方式,一般根据肿瘤位置选择取标本方式,包括三种方式,①外翻切除式主要适用于低位直肠切除;②拉出切除式主要适用于中位直肠切除;③切除拖出式可应用于高位直肠、乙状结肠、左半结肠、右半结肠以及全结肠切除。此外,切除拖出式也是其他腹盆腔器官 NOSES 的主要取标本方式。

(2)消化道重建:根据肿瘤部位不同,消化道重建方式也不一样。对于小肠、结肠或者胃肿瘤,可以用腹腔镜下切割闭合器通过侧 - 侧吻合的方式完成全腹腔镜下消化道重建。对于直肠肿瘤,可以经过肛门或者阴道将吻合器抵钉座放入腹腔,在腹腔镜下将抵钉座置入近端肠管,再经肛门置入吻合器完成盆腔内吻合。

此外,严格无菌操作也是 NOSES 技术操作的一个关键点。由于手术中需要在腹腔内剖开肠管,存在肠内容物污染腹腔的风险,因此,术前需要良好的肠道准备,术中在剖开肠管之前,助手即准备吸引器,待肠管刚切开一小口后,助手及时进行吸引,防止肠内容物污染腹腔。此外,还需要碘附纱条对肠管断端及肠腔内进行消毒处理,避免腹腔感染的发生。

温馨提示:标本取出和重建,NOSES 的关键点,无菌无瘤把握严,其他操作很常见。

(孙学军)

69

7 NOSES 术中失败因素有哪些？

根据我们的经验体会，NOSES 术中失败主要有以下因素。

（1）手术适应证的选择不合理，这是 NOSES 术中失败最常见的因素。手术适应证选择不合理，将可能因为病灶太大而无法经肛门或者阴道取出，也可能因为术中发现肿瘤分期过晚而不适宜经肛门或者阴道取出，还有些时候因为患者过于肥胖，术中暴露困难并且肥胖患者肠管系膜肥厚导致标本取出困难。因此，在选择 NOSES 患者时，尤其对于刚开始开展 NOSES 工作的团队，一定要严格掌握手术适应证，应当参考《结直肠肿瘤经自然腔道取标本手术专家共识（2019 版）》。该共识对 NOSES 适应证也提出了具体要求，NOSES 相对禁忌证包括肿瘤病灶较大、病期较晚、肠管系膜肥厚和患者过度肥胖（BMI ≥ 30）。此外，合并肛周疾病或肛门狭窄者，不建议开展经直肠 NOSES；合并妇科急性感染、阴道畸形或未婚未育以及已婚计划再育的女性，不建议开展经阴道 NOSES。

（2）手术团队腹腔镜手术经验不足，团队配合不默契。腹腔镜手术尤其是 NOSES，对技术要求较高，只有手术团队有丰富的经验以及默契的配合，才能够顺利完成腹腔镜下的系膜游离以及全腹腔镜下的消化道重建，否则将可能导致 NOSES 失败。

（3）标本取出经验不足。标本能否顺利取出，在于标本的大小和取出通道是否匹配，在标本适宜的情况下，能否取出标本取决于标本能否顺利通过取出通道两端出入口。首先，在充分扩肛的基础上，将切除的标本理顺，经肛门用器械夹住距离肿瘤较远的断端肠管，将其拉入入口内。在拉出标本的过程中要均匀用力，四周晃动，使标本顺利取出。取标本过程要掌握适当的手术操作技巧，包括术中进行充分的扩肛、适量使用润滑剂、必要时术中配合麻醉肌松、牵拉过程中要轻柔缓慢等一系列措施，这些都是提高取标本成功率的必要手段。取标本前尽量均匀、持久的扩张肛门，避免取标本时暴力牵拉导致标本撕裂等无法取出情况的发生。

温馨提示：失败因素要记牢，分析琢磨多学习，一次失败不可怕，总结经验效果佳。

（孙学军）

8 NOSES 穿刺孔布局与传统腹腔镜有区别吗？

NOSES 的腹腔内操作部分和传统腹腔镜手术大致相同，只是取标本和消化道重建方式不同，NOSES 大致和传统腹腔镜手术一样采取五孔法，因此其穿刺孔布局与传统腹腔镜在绝大多数情况下并无区别。但是在某些情况下，比如中高位直肠肿瘤或者患者基本情况较好时（如组织韧性较好、体重指数偏低、术野暴露容易等情况），我们也可以为了追求更好的微创和美容效果，实行减孔手术，即四孔法，只保留助手一个戳卡孔（图 4-6）。目前我们团队已经完成四孔法直肠癌 NOSES 近 40 例，根据我们的体会，大多数中高位直肠肿瘤通过四孔法均能顺利完成手术。目前也有在中位直肠肿瘤的 NOSES 术中实现减孔两个，即三孔法顺利完成手术的报道。但关于三孔法手术的报道仍较少，还需要更多的手术经验的积累。我们团队在院内外开展 NOSES 已近百例，我们认为 NOSES 强调的是经自然腔道（直肠或阴道）取标本的腹壁无辅助切口手术，其精髓在于腹壁无辅助切口，避免了腹壁取标本的辅助切口瘢痕，而穿刺孔的多少并不是 NOSES 是否成功的标志。而戳卡孔数目对手术操作会产生很大影响，包括对术野暴露、组织牵拉，尤其是在消化道重建以及标本取出过程中，术者与助手的密切配合均有重要作用，也是 NOSES 无菌操作和无瘤操作的重要保障。此外，腹壁的戳卡孔，尤其是 5mm 戳卡孔，并不会对腹壁功能产生明显影响，也不会明显影响腹壁的美容效果。因此，对于 NOSES，尤其是刚开展该技术的手术团队，建议采用与传统腹腔镜手术一致的五孔法进行手术操作，在能够确保安全、规范、顺利完成手术的前提下，再考虑施行减孔手术。

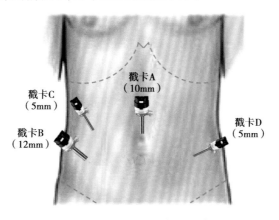

戳卡 C
（5mm）

戳卡 A
（10mm）

戳卡 B
（12mm）

戳卡 D
（5mm）

图 4-6　戳卡位置（四孔法）

温馨提示:穿刺布局没区别,三角分布认真学,多孔少孔不重要,轻松操作要记牢。

(孙学军)

9　NOSES 腹腔内抵钉座放置技巧及方法有哪些?

　　在全腹腔镜下将吻合器抵钉座固定于近端肠管这一操作相对有难度,需要术者熟练的操作技巧及团队的默契配合。目前,常见应用于临床的腹腔内抵钉座放置方法包括:固定挤压法、反穿刺法、圈套器结扎法和手工荷包缝合法。①固定挤压法是将抵钉座经近端肠管断端送入近端肠管,用腹腔镜下切割闭合器关闭近端肠管断端。术者双手配合将抵钉座向断端关闭处挤压,使抵钉座中心杆顶住关闭线的一个侧角,用电钩打开侧角,将抵钉座中心杆经侧角开口提出,完成腹腔内抵钉座放置。②反穿刺法是将吻合器抵钉座绑线并送入腹腔(抵钉座送进腹腔之前,在其尾部捆绑丝线),然后将吻合器抵钉座送入近端肠管。在拟切断结肠处开始向远侧切开肠壁,切口位于系膜对侧,长约 3~4cm,与肠管纵轴平行,并使切开处最高点位于预切断线处。碘附纱条消毒肠腔,把钉座送入近端肠管,绑线预留于肠管外。保留抵钉座丝线拖出处 3~5mm 肠管缺口,用腹腔镜下切割闭合器于预切断线处离断肠管,提拉预留线,将抵钉座自预留肠管缺口处用丝线拖出,完成腹腔内抵钉座放置。③圈套器结扎法是用圈套器经肠壁断端将套扎线置于近端肠管预切断线处,将抵钉座经近端肠管断端送入近端肠管,收紧套扎线,将近端肠管固定于抵钉座中心杆,再绕线打结加固。在结扎线远端 5mm 处切断肠管,移去标本,完成腹腔内抵钉座放置。④手工荷包缝合法是将抵钉座送入腹腔,距近端肠管断端约 5mm 处做荷包缝合后将抵钉座送入近端肠管,收紧结扎缝合线,完成腹腔内抵钉座放置(图 4-7、图 4-8)。目前临床应用最多的方法是反穿刺法和手工荷包缝合法。虽然 NOSES 腹腔内抵钉座放置方法很多,并且每种方法都具有其优势,但也存在各自的不足。因此,在遵循无菌操作的前提下,建议选择自己最熟练、最有把握的操作方法,最大限度降低手术操作难度和不安全隐患。

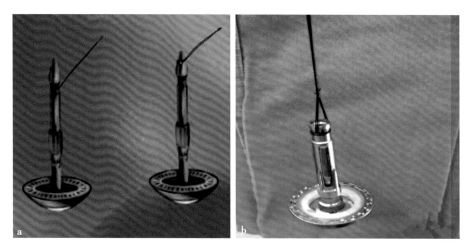

图 4-7　抵钉座绑线法示意图

a.尖头抵钉座(左:无小孔　右:有小孔);b.平头抵钉座

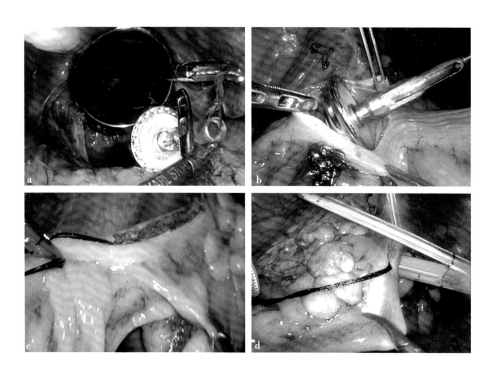

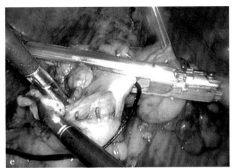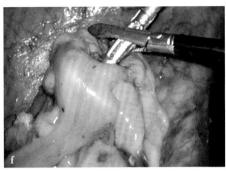

图 4-8　抵钉座的置入与取出

a. 通过 TEM 内镜将抵钉座送入腹腔；b. 把抵钉座送入近侧肠管并至适当深度；c. 将肠壁切口沿肠管纵轴拉直；d. 将远侧肠管旋转 90°，并使肠壁切口呈线状；e. 让镜下切割器和系膜基本平行时紧靠预留线切断肠管；f. 抵钉座反穿出近侧肠管

> 温馨提示：抵钉座放置方法多，每种方法多琢磨，选择自己最擅长，快速安全是方向。

（孙学军）

NOSES 术中裸化肠管有什么特殊要求？

　　NOSES 的关键技术就是体腔内完成消化道的重建和经自然腔道取出标本，这决定了无论结肠或者直肠肿瘤，裸化肠管可能比传统的腹腔镜手术要长点，一般要求至少裸化 3cm 以上的肠管。原因：①对于结肠肿瘤，为了保证无菌的原则，要求距肿瘤 5-10cm 离断闭合肠管，标本装袋后再打开肠腔将标本取出，最后再次闭合肠管断端完成消化道重建。如果肠管裸化不够，会增加闭合的难度，以及吻合口出血和吻合口漏的概率；②对于低位直肠肿瘤，由于需要外翻切除标本，如果肠管裸化游离不够，外翻后的肠管包裹较多的系膜组织，用器械切割闭合时存在肠管断端裂开的可能（图 4-9）。

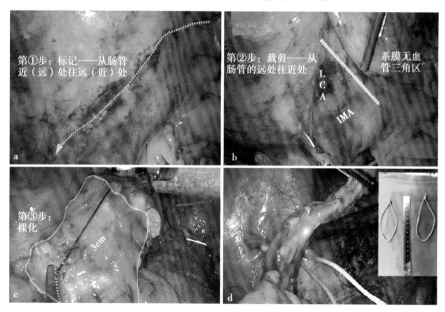

图 4-9　肠管裸化与系膜游离

a. 从肠管的近处往远处（或由远及近）进行标记；b. 找到由肠系膜下动脉与左结肠动脉形成的系膜无血管三角区；c. 肠管裸化区域；d. 血管阻断带结扎肿瘤下缘

　　温馨提示：*肠管游离足够多，每个细节多摸索，裸化 3cm 是基数，方便吻合和切割。*

（胡军红　李兴旺）

NOSES 与传统腹腔镜的区别就在于消化道重建的方式不同,传统腹腔镜手术一般要求标本的取出与消化道重建在体外完成,而 NOSES 标本的取出与消化道重建要求在体内完成,对操作提出了更高的要求。Casciola 等率先报道了 27 例行完全腹腔镜右半结肠癌切除术的患者,并于术中行体内回肠 - 结肠吻合,标本从扩大的脐部戳卡孔取出。该研究表明,体内吻合的完全腹腔镜手术安全可行,患者术后疼痛更轻,住院时间更短。自此,应用体内吻合的完全腹腔镜手术逐渐被应用到横结肠癌、左半结肠癌以及乙状结肠癌的治疗中。目前最为流行的结肠体内吻合分类方法是按照吻合方向与两侧肠管蠕动方向的关系分为逆蠕动吻合和顺蠕动吻合,两者最具代表性的术式分别为"三角吻合"和"重叠三角吻合"。三角吻合是将肠管顺时针旋转 180° 再做吻合,逆着肠管的蠕动方向行回 - 结肠或者结 - 结肠吻合,是一种逆蠕动吻合。重叠三角吻合是顺着肠管的蠕动方向行回 - 结肠或者结 - 结肠吻合,是一种顺蠕动吻合。至于逆蠕动吻合与顺蠕动吻合孰优孰劣,尚无定论(图 4-10、图 4-11)。

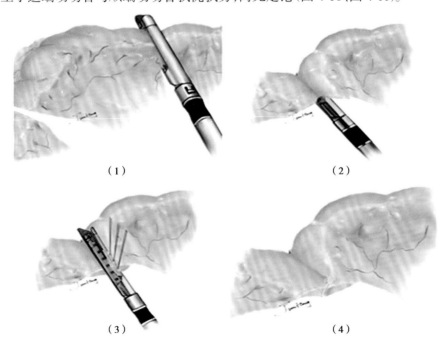

（1）　　　　　　　　　　　　　　　　（2）

（3）　　　　　　　　　　　　　　　　（4）

图 4-10　结肠癌 NOSES 中三角吻合模式图

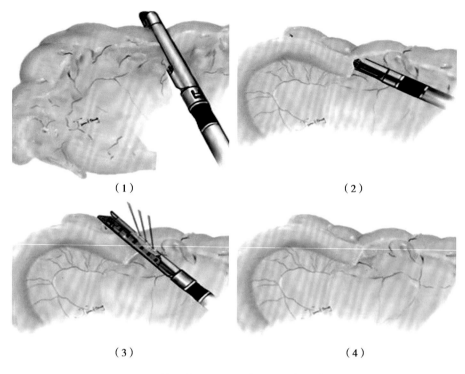

（1）　　　　　　　　　　　　　（2）

（3）　　　　　　　　　　　　　（4）

图 4-11　结肠癌 NOSES 中重叠三角吻合模式图

　　体内吻合需要熟练的腹腔镜操作技术、完善的器械设备,以及默契的手术团队配合。同时需要良好的肠道准备及术中无菌、无瘤操作,比如碘附棉球消毒肠腔、肿瘤切除后立即经塑料保护套取出等。尽量做到准确判断预切除部位,游离合适长度的肠管;裸化结肠血管时,注意保留血管弓,保证吻合口的血运,避免吻合口漏的发生。行吻合器吻合时,不要试图将两端肠管并拢后同时置入直线切割闭合器的钉仓和钉砧,可先在一侧肠腔内置入钉仓,暂时关闭钳口,然后抓取另一侧肠腔,松开钳口,将肠管套入钉砧,最后进行必要的调整。肠壁吻合应对系膜侧吻合,对于腔内吻合是选择手工吻合还是吻合器吻合存在争议,如行吻合器吻合,吻合口不需要常规全程缝合加固,仅在重叠交角处加固即可。

　　另外,对右半结肠切除术,我们采用脐下缘作为观察孔,既可以完成右半结肠 CME 的相关操作,又不影响打开阴道后穹隆和经阴道拖出标本等过程的操作视野,不用再另外增打穿刺孔作为观察孔。于脐水平右侧锁骨中线交点和脐左 5cm 偏上置入两个 12mm 戳卡操作孔,可以尝试从不同方位置入腔内切割闭合器,使腔内吻合更加方便,降低了吻合失败次数,减少了操作时间。关闭阴道后穹隆时采用倒刺线完成腔内缝合,在保证确切缝合的基础上减少了手术时间。

温馨提示：腔内吻合要求高,危险三角加固牢,避免扭曲和游离,胃肠恢复快又好。

（胡军红　李兴旺）

NOSES 取出标本的途径通常有三种,即经肛门取出标本、经阴道取出标本、经口腔取出标本。目前比较常用的是前两种方式。经肛门取标本适用于肿瘤体积比较小并且容易取出的患者;经阴道取标本主要适用于标本较大,经肛门取出困难的女性患者。现阶段,随着学者的不断探索,尝试开展经口腔取标本的方式主要用于肝胆、脾脏、胃的部分手术。

根据取出标本的不同方式,NOSES 又可分成三种:标本外翻体外切除、标本拉出体外切除、标本体内切除拖出体外。选择何种取出方式取决于肿瘤的位置。在结直肠 NOSES 中,外翻体外切除主要适用于低位直肠肿瘤,拉出体外切除主要适用于中位直肠肿瘤,体内切除拖出体外的适用范围较广泛,包括高位直肠、乙状结肠、左半结肠、右半结肠以及全结肠肿瘤。除了结直肠以外,其他组织器官的标本取出方式都是采用体内切除拖出体外的方式。

在选择取标本途径时,必须遵循两大原则,即肿瘤功能外科原则和损伤效益比原则。结直肠肿瘤手术以经肛门取标本最为合适,妇科肿瘤手术以经阴道取标本最为合适,胃肿瘤手术以经口取标本最为合适。经肛门取标本是否会引起肛门括约肌损伤、是否影响术后排便功能是我们需要考虑的问题,但只要严格把控适应证、术中充分扩肛、取出标本过程中避免暴力拉拽都是防止肛门括约肌损伤的有效措施。经阴道取标本同样具有明显的优势,该方法可用于肿瘤较大,标本无法从直肠取出的患者,建议将切口位置选择在阴道后穹隆。目前有学者开始尝试经口取标本,已经在动物模型及临床患者中得到初步应用,包括袖状胃切除术、肝活检术、胆囊切除术、脾切除术等。开展此手术也要严格把控手术适应证,掌握该方法的操作技巧。

温馨提示:自然腔道取标本,两大原则是根本,功能保护很重要,损伤效益才牢靠。

(汤庆超　袁子茗)

左半结肠癌由于出现症状较早,早期诊断率较高,且具有肿块体积较小、病灶多呈缩窄型等特点,有适合做 NOSES 的病理基础和条件,那么切除后如何顺利地将标本经乙状结肠、直肠、肛门取出呢? 漫漫长道,如何既保证无菌又做到无瘤,最后又能顺利取出标本? 笔者认为,标本切除后可以先装入腹腔镜保护套内,注意标本在套内不要打折扭曲,最好分段固定标本保护套以避免标本在套内打折,同时收紧保护套并将套外涂抹液状石蜡起润滑作用。另一组医师充分扩肛、冲洗后,在腹腔镜监视下从肛门慢慢置入一根引导管(胃管)经乙状结肠或直肠残端拉出,再次消毒后将引导管缝至标本一端并固定牢固,扩肛后慢慢经肛门拔出引导管,使标本随着引导管的牵拉进入自然腔道,从而缓缓地取出标本。

温馨提示:左半结肠道路长,标本理顺入套装,胃管引到自然腔,缓缓拉出要扩肛。

(胡军红 李兴旺)

14 多大的肿瘤经阴道取标本能成功?

　　评价经阴道 NOSES 成功与否的重要因素是能否达到无菌无瘤的原则。多大的肿瘤经阴道取标本能成功？也就是问多大的肿瘤经阴道取标本能达到无菌无瘤的原则。如果瘤体过大，会增加腹腔镜下手术操作和标本拖出的难度，在拖出的过程中会增加对标本及肠管的挤压，造成肿瘤细胞的脱落和标本内肠内容物的外溢，增加肿瘤播散种植和腹腔污染的风险。这无疑违反了无菌无瘤的原则。标本拖出的难度除了受制于肿瘤大小外，还受到系膜肥厚程度的影响。系膜过于肥厚增加了标本拖出的难度，也会违反无菌无瘤的原则。《结直肠肿瘤经自然腔道取标本手术专家共识(2019 版)》明确指出，经阴道 NOSES 的适应证为肿瘤浸润深度以 T2~T3 为宜，标本最大环周直径 5~7cm 为宜，同时根据肠系膜肥厚程度、自然腔道解剖结构等情况，灵活掌握手术适应证。共识提出这样要求也是基于无菌无瘤的原则。

　　相较于经肛 NOSES，经阴道 NOSES 可以取出瘤体更大的标本。这是因为阴道位置固定，延展性好，不易引起标本破裂，使标本的取出更为容易。如何在实现无菌无瘤原则的基础上，实现更大肿瘤经阴道取出也是结直肠外科医师一直努力的方向。国外 Yagci 教授通过肠系膜裁剪的方法，将最大宽度 12cm 的右半结肠标本缩小为 9cm，并顺利经阴道取出。同济大学附属东方医院胃肠肛肠外科团队发现在标本保护套置入腹腔之前，使用无菌液状石蜡润滑保护套内壁，在标本完全置入保护套内后，收紧保护套近端的结扎条带，闭合保护套末端起到一定的助力，标本拖出会更加容易，并将可能散落的肿瘤细胞及污染物限制在保护套内，使得手术过程更符合无瘤及无菌原则，可以尝试更大的瘤体。

　　总之，我们应该抓住问题的关键——无菌无瘤，充分发挥经阴道取标本的优势并结合经验技巧使 NOSES 造福更多的患者。

　　温馨提示：阴道特点要了解，能否取出有区别，文献报道 9cm，经验技巧来鉴别。

(胡军红　周世灿)

和经阴道 NOSES 相比，评价经肛 NOSES 成功与否除了要满足无菌无瘤的原则，还要避免肛门损伤。多大的肿瘤经肛取标本能够成功？也就是问多大的肿瘤经肛取标本能达到无菌无瘤的原则，同时可以避免肛门损伤。瘤体过大，除了可能违反无菌无瘤的原则外，也会因为拖出困难引起直肠或者肛门的损伤。《结直肠肿瘤经自然腔道取标本手术专家共识(2019 版)》明确指出，经肛 NOSES 的适应证为肿瘤浸润深度以 T2~T3 为宜，标本最大环周直径 <5cm 为宜，同时根据肠系膜肥厚程度、自然腔道解剖结构等情况，灵活掌握手术适应证。共识提出这样要求也是基于无菌无瘤和功能保护的原则。

周主青教授回顾性分析了 11 例较大直肠癌 NOSES 病例(肿瘤大小 >5cm) 及 64 例较大直肠癌传统腹腔镜手术病例，发现较大直肠癌 NOSES 成功患者有更低的 BMI 和更低的肿瘤位置。该研究指出肿瘤大小、质地、位置和患者 BMI 均是影响经肛标本取出的因素。王锡山教授指出经肛 NOSES 需注意直肠冲洗、无菌保护工具的使用、动作轻柔和肌松药物的合理使用。

相较于经阴道 NOSES，经肛 NOSES 患者可能会面临低位直肠前切除综合征，需要进行术后肛门功能的评估。MSKCC 肠道功能问卷调查表和 Wexner 肛门失禁问卷调查表是目前进行术后肛门功能评估的主要工具。完善的术前评估、规范的术中操作和及时的术后评估使得经肛 NOSES 对肿瘤大小的要求不再那么苛刻。

温馨提示：直肠取出要扩肛，5cm 标本不勉强，加深麻醉来助力，成功就是此秘籍。

(胡军红　周世灿)

与经腹操作一样,NOSES 也需要取标本的辅助装置,以便最大限度地确保无瘤操作与无菌操作的实施。在实际应用中,可用于辅助取标本的工具包括切口保护套、超声刀保护套、无菌标本袋、自制塑料套管、经肛微创手术套管以及肛门内镜等。根据材质的特性可分为软质、硬质两种,各有特点。硬质的设备提供很强的支撑,不易破损。软质的塑料标本保护套是目前 NOSES 采用较多的器械,不但经济实用,而且取材方便,手术室常用的导线、超声刀保护套即可制成,有一定弹性和韧性,便于标本的取出。以笔者所在中心为例,我们利用超声刀保护套自制标本袋。保留可收紧侧 20~30cm 左右的塑料套,末端可用丝线扎紧。不同于传统的经肛门置入保护套的操作,我们在 NOSES 手术操作过程中,经主操作孔置入塑料保护套(图 4-12)。随后,术者切开肠道或阴道后穹隆,助手置入卵圆钳,经自然腔道取出保护套一端,可收紧的另一端留于腹腔内。将病变肠段和用过的纱条置入保护套中,并收紧保护套,随即将标本及保护套一并拖出。这样做的好处是防止肠道内容物溢出进入腹腔,有效地保证了无菌和无瘤原则。

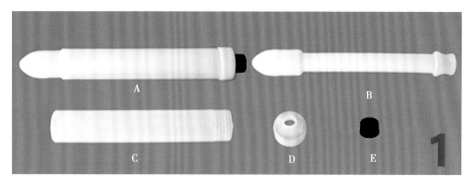

图 4-12　蔡氏套管器示意图
A. 套管器组装后全貌;B. 引导导管;C. 外套管;D. 后盖;E. 器械孔盖

温馨提示:标本器具有两种,软质硬质有特性,软质方便且实用,无菌无瘤都完成。

(王贵玉　王　猛)

NOSES Ⅰ式直肠外翻有什么方法和技巧？

NOSES Ⅰ式直肠外翻过程手术难度相对较高,因此要把握一些手术技巧。首先,NOSES Ⅰ式的全称是腹部无辅助切口经肛门取标本的腹腔镜下低位直肠前切除术(癌根治术),它的适应证为低位直肠切除。因此,对于中高位直肠切除不宜选择此种术式,否则可能导致直肠系膜过度游离,增加盆丛神经损伤和直肠前切除综合征的风险,并且直肠外翻拉出的难度较大。其次,在行外翻拉出之前,一定要充分游离直肠系膜,在切开两侧盆腹膜后,后方锐性解剖至盆底,离断肛尾韧带。前方于腹膜反折部上方约 0.5cm 处切开,于邓氏筋膜前方游离至精囊腺下方,离断邓氏筋膜后,于邓氏筋膜后方继续游离至盆底。充分游离直肠系膜是行外翻牵拉的前提。再次,行外翻拉出肿瘤直径不宜过大,最后经肛外翻肠管时,应采用有齿的卵圆钳持续缓慢外拖,不要粗暴用力,否则将导致肠管破裂、外翻失败;远侧肠管外翻后,应切开肠壁拖出游离的系膜,采用碘附蒸馏水冲洗肠管,然后在直视下用弧形切割闭合器闭合、离断肠管(图 4-13)。

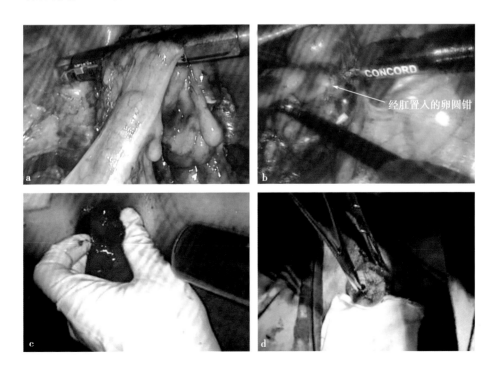

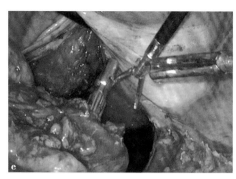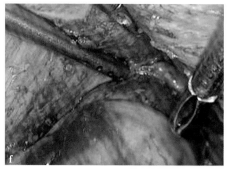

图 4-13　改良抵钉座体外置入法操作步骤

a. 肿瘤上方预切断处离断肠管；b. 将直肠外翻于体外；c. 更换手套，碘附冲洗直肠；d. 将抵钉座置入乙状结肠近端，荷包缝合；e. 将乙状结肠远端送回腹壁；f. 行直肠乙状结肠 - 端吻合

温馨提示：外翻切除无多说，系膜游离要够多，游离最低才适合，外翻离断容易做。

（孙学军）

18 阴道后穹隆切开如何操作及注意事项？

阴道穹隆根据位置分为前部、后部及两个侧部，其中阴道后穹隆位置最深，也是阴道通向腹腔最直接、最可行的突破点。在腹腔镜下，直肠子宫凹陷是寻找阴道后穹隆的重要解剖学标志。术中可由助手于体外将膀胱拉钩经阴道外口置入阴道内，用其尖端顶起后穹隆处的阴道壁，充分暴露直肠子宫陷凹。术者于腹腔镜下横行切开阴道后穹隆，切口长度为 3~4cm。由于阴道具有很强的延展性，在切口处上下牵拉扩展，可将切口扩大至 4~5cm，以满足取标本的要求。阴道切口缝合可经阴道外口或者腹腔镜下操作。经阴道外口缝合：用阴道窥器或膀胱拉钩将阴道外口拉开，充分暴露阴道后穹隆处的切口，再用爱丽丝钳夹持阴道切口上下缘并向外牵拉，最后再用可吸收缝合线进行间断或连续阴道缝合。腹腔镜下缝合：镜下缝合过程中，需要将阴道后穹隆处切口上下缘向腹腔内牵拉，使用可吸收缝合线连续缝合。切口缝合后行阴道指诊，检查切口是否缝合确切，并在阴道内填塞一块碘附纱布，术后 48 小时取出。选择阴道后穹隆切开需要注意的事项：在切开阴道后穹隆时，要以直肠子宫凹陷为标志准确辨认出阴道后穹隆后再横行切开，只有这样才能出血最少，术后影响最小。在经过阴道后穹隆切口取标本时，需要预先放置保护套后将标本经保护套内取出体外，完成标本取出后，需充分冲洗阴道，降低肿瘤种植概率。

温馨提示：阴道切开选穹隆，安全快速有保证，横切横缝出血少，无痛无瘢真奇妙。

（孙学军）

NOSES 术中标本取不出来该怎么办？

　　如果手术适应证把握准确,NOSES 术中一般都能顺利取出标本。在取标本过程中,如果阻力较大,一方面可让麻醉医师适当给予肌松药物以降低肛门括约肌张力,同时对于肛门进行充分扩肛,将肛门扩至四指左右即可。然后经肛门预先放置保护套,在标本保护套内用大量液状石蜡给予充分的润滑,用卵圆钳通过直肠开口钳夹标本经保护套内将标本拉出体外。在牵拉标本过程中要轻柔缓慢,并且持续用力,绝大部分情况下都可以顺利将标本取出。也有少部分患者肿瘤直径过大,可能出现经肛门取标本失败。在这种情况下,若为女性患者,可将标本取出途径切换到阴道后穹隆。将阴道作为取手术标本入路的第二选择。从经肛门切换到经阴道取标本的唯一标准是标本的大小,有研究报道切除 9cm 大小的右半结肠肿块,经阴道取出无任何困难。在极少数情况下,对于经肛门入路失败的男性患者或经肛门和阴道入路均失败的女性患者,唯一的处理办法就是通过腹壁辅助切口取出标本,其具体步骤同常规腹腔镜辅助切口手术。

　　温馨提示：标本取出有技巧,扩肛润滑很重要,过大肿瘤取不出,此时阴道最为好。

(孙学军)

NOSES 术中经直肠单纯切开取标本可行吗?

众所周知,经自然腔道取标本是 NOSES 最具特色的核心手术步骤,也是最受关注和热议的手术环节。2017 版《共识》将手术标本取出分为两个途径,即经直肠断端取标本和经阴道切口取标本。而 2019 版《共识》中,手术标本取出环节增加了经直肠切口取标本,从而将 NOSES Ⅵ式更新为两种方法,A 法为经直肠断端取标本,B 法为切开直肠取标本;NOSES Ⅷ式也更新为两种方法,A 法为经阴道取标本,B 法为切开直肠取标本。优点:增加了 NOSES 应用范围,该途径主要适用于男性右半结肠或左半结肠切除的患者。缺点:由于该方式增加了一处直肠切口,增加了术后肠漏风险,因此手术前必须与患者及家属进行充分沟通并取得同意才可开展该手术。操作要点:①直肠切口位置应选择在直肠上段前壁,切口大小约 3cm,切口方向平行于肠管纵轴,肠管切开时勿损伤对侧肠壁。②肠管切口缝合建议采用自切口远端向近端的连续缝合,缝合后需进行充气注水试验,检测直肠切口是否缝合完整。

温馨提示:直肠切开要慎重,可以尝试要把控,医患互信要沟通,确切操作保安宁。

(胡军红　李兴旺)

保持腹腔内的适当压力是腹腔镜操作的前提和保障，NOSES 由于牵涉标本从自然腔道（直肠或阴道）取出，在切开封闭的直肠残端或者阴道后穹隆的时候，由于腹腔的气密性受到破坏，可能会导致腹腔压力陡然下降，甚至出现无法进行腹腔内操作的局面，如何保障腹腔少漏气或不漏气呢？①适当调高气腹机二氧化碳流量，增加向腹腔内注入二氧化碳速度，争取达到流失和补充相平衡，从而维持腹腔内的压力；②切开直肠或阴道时候，可以用预先填充纱布的手套临时堵塞肛门口或者阴道口，从而保证腹腔压力的稳定，不建议直接用纱布垫填塞，因为这样仍易漏气；③经肛门或阴道置入持物钳取标本时，尽量缩短取标本的时间，同时利用标本的堵塞作用迅速堵住自然腔道出口，避免漏气情况的发生（图 4-14）。

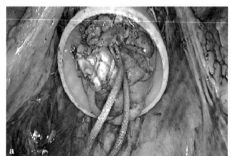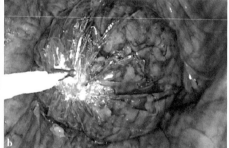
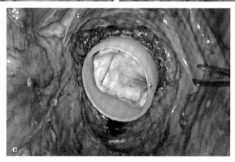

图 4-14　应用蔡氏套管器取标本

a. 直接经外套管取出较小标本；b. 将大标本装入电线套并打结
用钛夹夹闭后，顶着外套管取；c. 从外套管取出腹腔镜纱布

温馨提示:腹腔漏气很头疼,加压堵漏要履行,保证操作有效性,避免反复无用功。

(胡军红　李兴旺)

关于经直肠或阴道取标本的技巧，笔者总结经验如下：①最好在标本袋内提前将标本理顺满意，避免包裹成团、增加取出难度；②为避免卵圆钳等标本取出器械插入腹腔后导致严重漏气，我们应尽量提前将标本置于直肠远断端、阴道后穹隆附近，缩短卵圆钳插入腹腔的时间，减少漏气量；同时我们可以暂时增加二氧化碳流量，以保证足够的气腹压和清晰的手术视野；③在标本取出容器的内面提前涂抹络合碘或液状石蜡，可明显降低标本取出的难度；④在拉出标本的过程中要均匀用力，四周晃动，避免强行拉出、撕裂等情况的发生；我们可以用纱布块包裹标本头端，这样可以增加摩擦力并保证用力均匀；⑤对经直肠或阴道取标本的右半结肠切除或胃切除手术，最好多备一个显示器（分屏），这样能避免术中显示器的来回移动，缩短手术时间。

对于经直肠取标本的 NOSES，扩肛一定要及早、充分，建议标本取出前 15 分钟就要开始均匀、持续地扩张肛门，直至容纳四指，避免短时间内的暴力扩肛。扩肛时男性最好向前后方向扩张，避免手指与坐骨结节接触而影响扩肛。女性因骨盆较宽，可向前后左右扩肛。

对于经直肠取标本的 NOSES，我们建议：①切开阴道的部位选择在阴道后穹隆，该部位最易扩张，也是腔镜下最易暴露和识别的解剖学标志；②一定要视标本大小，充分切开阴道后穹隆，保证标本一次性取出，避免反复切开、延长手术时间；③对于经阴道取标本的 NOSES，为避免标本取出后阴道漏气，我们可用装有纱布的塑料袋堵塞阴道外口，这种方法明显优于直接用纱布填塞阴道。

温馨提示：标本取出有讲究，阴道切口遵要求，直肠扩肛要够久，借助工具更无忧。

（胡军红　王晨宇）

什么是功能性端-端吻合?

功能性端-端吻合,又称逆蠕动侧-侧吻合,是腹腔镜下右半结肠切除术中消化道重建的一种吻合方法,也是目前 NOSES Ⅷ式中最常用的吻合方法。

操作步骤:离断横结肠及末端回肠后,将末端回肠拉至上腹部。将两侧肠管断端对齐,拉直摆放,使对系膜缘相靠近。在回肠及横结肠断端的对系膜缘侧,沿吻合钉分别剪开一 5~10mm 小口。将直线切割闭合器钉座侧、钉仓侧先后置入回肠、结肠腔内;确认两侧肠管断端对齐,系膜方向无误后击发吻合器。而后,抓取两侧肠管断端将其展平,以另一把直线切割闭合器横行闭合断端,所切下的断端组织用取物袋经戳卡取出。最后,腹腔镜下浆肌层缝合加固两侧肠管结合处,以减轻吻合口张力。

该方法仅需使用四把直线切割闭合器即可完成,安全易行。与端-侧吻合相比,此法优势包括:①减少吻合口狭窄。功能性端-端吻合形成的吻合口,口径宽大,狭窄发生率低。②操作简单快速。此法易于操作,可缩短手术时间,避免术中污染。③改善吻合口血运。端-侧吻合将在肠管一侧形成无血管区,此处血运欠佳,具有吻合口漏风险,而功能性端-端吻合无此区域,可更好地保证吻合口血运。④避免盲袢形成。端-侧吻合势必形成肠管盲袢,可能在术后出现盲袢综合征等并发症,功能性端-端吻合可以有效避免。

温馨提示:端端吻合优势多,口大血运勿用说,避免盲袢留隐患,操作快速又安全

(王锡山 关 旭)

24 什么是功能性侧 - 侧吻合？

功能性侧 - 侧吻合，又称顺蠕动侧 - 侧吻合，是腹腔镜下左半结肠切除术中消化道重建的一种吻合方法，也是目前 NOSES Ⅵ、Ⅶ式中最常用的吻合方法。

操作步骤：离断横结肠及乙状结肠后，将乙状结肠拉至上腹部，将两侧肠管拉直摆放，使对系膜缘相靠近。将横结肠断端与乙状结肠断端近侧约 8cm 处的肠壁缝合固定。在乙状结肠断端与相应横结肠肠壁的对系膜缘侧，分别剪开一个 5~10mm 小口。将直线切割闭合器钉座侧、钉仓侧先后置入乙状结肠、横结肠腔内，确认无误后击发吻合器。而后，在乙状结肠断端与横结肠肠壁的共同开口两端，各缝一针作为牵引。牵拉两侧线尾，展平共同开口，以另一把直线切割闭合器闭合共同开口，所切下的断端组织用取物袋经戳卡取出。最后，腹腔镜下浆肌层缝合加固两侧肠管结合处，以减轻吻合口张力。

功能性侧 - 侧吻合保持了近端肠管与远端肠管蠕动方向的连续性，使肠管蠕动更加顺畅，可能对于患者术后的恢复更加有利。然而，功能性侧 - 侧吻合与功能性端 - 端吻合孰优孰劣尚无定论，有待进一步研究。

温馨提示：侧侧吻合是方向，肠管蠕动更顺畅，侧侧端端哪家强，临床数据待补上。

（关　旭　胡茜玥）

25 手工吻合在 NOSES 术中应用有哪些?

大多数 NOSES 术式的消化道重建都采用吻合器吻合配合腹腔镜下缝合加固,而结肠肛管的手工吻合主要应用于 NOSES Ⅰ C 式(即 Park 术)与 NOSES Ⅰ D 式(即 ISR 术)。手工吻合方式分为两种,一种是间断缝合,另一种是连续缝合。无论何种方式,其关键问题都是要保证全层和均匀。

间断缝合:①离断直肠后近端肠管无张力拉出肛门外;②先于近端肠管由内向外均匀缝合 8 针,采用 4-0 的一针一线的可吸收线,缘距 >5mm,缝合后勿去针;③将近端肠管送回远切缘近端,确认肠管方向无误后,将上述 8 针缝合在远切缘对应的 8 点上,注意深进针、远出针,且近端切缘压在远端切缘上至少 5mm;④系紧 3、6、9、12 点这 4 点缝线后,在每两针之间均匀加一针,整个吻合共计 16 针,注意每个象限中的 3 针都缝合完毕后再一起打结。由于个体化差异,对于那些肛门狭小者,则共计缝合 12 针,即在 3、6、9、12 点每两针之间加 2 针。

连续缝合:连续缝合一般采用 4 根可吸收线或倒刺线,每根缝合一个象限,此法同样可确保定位准确,使结肠与肛管断端缝合针距均匀一致,消除口径差异。①先在 3、6、9、12 点各全层缝合一针并系紧;②从 9 点开始向 12 点方向顺时针连续缝合,然后和 12 点缝线系紧;③依次缝合其余象限。

温馨提示:手工缝合有两种,间断连续都可行,全层均匀是关键,设计缝合有预案。

(关 旭 胡茜玥)

第五篇

NOSES 术后护理及关注要点

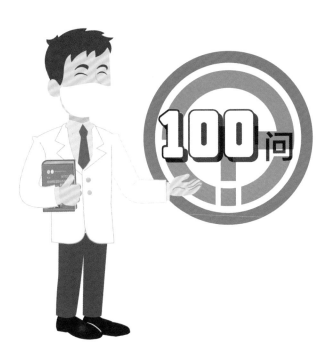

100问

1 NOSES 术后的常规护理有哪些?

NOSES 技术具有创伤小、美容效果好、恢复快等优点,可基本消除腹部切口的并发症,其他并发症也因快速康复而减少减轻,其术后护理与常规腹腔镜手术并无大的区别,观察需要注意以下几点:①术后送回病房后行心电监护,每隔 15~30 分钟观察一次,注意患者手术切口、腹痛、血象变化等。常规给氧 2~3 小时,以提高动脉血氧分压,排出腹腔内二氧化碳,缓解肩背部酸痛和皮下气肿。患者清醒后,可指导患者进行深呼吸,以便排出咽喉部痰液,必要时可遵医嘱使用祛痰药或通过雾化吸入缓解,以免发生呼吸道感染。②手术后妥善放置输液管、导尿管、引流管,避免导管滑脱造成不良影响。导尿管尽早拔除。适时挤捏引流管,避免引流管受挤压、变形、扭曲,保持引流通畅,并记录每天引流液的量、颜色、性状。③应加强会阴部、肛周护理。告知患者每次排便后需擦净排泄物,并用适量温水清洗,保持会阴部、肛周清洁。交接班时检查患者会阴部、肛周皮肤,询问排便的量、次数、性状,若出现腹泻症状,则予呋锌油外用,防止肛周皮肤出现红肿、疼痛、开裂。④术后康复阶段,根据患者具体情况施行个体化护理方案,规定每日活动的量,根据其恢复情况给予饮食指导。

温馨提示:术后护理无特殊,各种管道多维护,询问观察引流物,鼓励下床多走路。

(马 丹)

2　NOSES 和 ERAS 的辨证关系如何?

ERAS(enhanced recovery after surgery,加速康复外科):以循证医学证据为基础,以减少手术患者的生理及心理的创伤应激反应为目的,通过外科、麻醉、护理、营养等多学科协作,对围术期处理的临床路径予以优化,从而减少围术期应激反应及术后并发症,缩短住院时间,促进患者康复。

NOSES(natural orifice specimen extraction surgery,经自然腔道取标本手术):使用腹腔镜、机器人、肛门内镜微创手术(transanal endoscopie miorosurgery,TEM)或软质内镜等设备平台完成腹盆腔内各种常规手术操作(切除与重建),经人体自然腔道(直肠、阴道或口腔)取标本的腹壁无辅助切口手术。

共同点:核心理念相同,即强调以服务患者为中心的诊疗理念,在不增加或者进一步降低围术期风险的前提下,通过各种方式方法减轻患者创伤、痛苦,提升患者治疗舒适度,缩短住院时间,降低治疗费用。

不同点:具体实施方式、方法不同,ERAS 是通过改善患者住院前、手术前、手术中、手术后、出院后的整个治疗过程的治疗措施,达到减少患者痛苦,加速康复的效果;NOSES 是通过经人体自然腔道取标本的方式,达到腹壁无辅助切口的一种手术方式,是微创中的微创,对患者的侵袭更小。

两者的关系:将微创手术应用于 ERAS 治疗中是加速康复外科的根本需要,NOSES 恰恰符合 EARS 的治疗理念,是 ERAS 充分开展的必要条件之一。NOSES 避免了腹壁的辅助切口,大大降低了患者术后的疼痛,提高了患者的满意度和信心,降低了术后并发症的发生率,ERAS 为患者术后早期活动提供了更好的生理支持,两者密不可分,且能够互相促进,最终受益的是患者,能够让患者痛苦更小、恢复更快、并发症更少、医疗花费更少。

温馨提示:核心理念都一样,具体实施有方向,快速康复很高尚,NOSES 助力有保障。

(胡军红　张军杰)

3 NOSES 术后引流管拔除时机？

众所周知，腹部手术引流管放置的适应证是：①坏死病灶未能彻底清除或有大量坏死组织无法清除；②预防胃肠道穿孔修补术后创面发生渗漏；③手术部位有较多的渗液或渗血；④已形成局限性脓肿。结直肠癌手术创伤大，术后常有渗血、渗液，如引流不畅会造成积液、感染等，出现腹腔脓肿、漏等并发症，给患者带来不必要的痛苦。对于结直肠肿瘤术后留置引流管是毋庸置疑的，所以引流管的观察及护理十分重要，它可以协助我们了解术后患者的安全性。

对于结直肠手术的患者，引流管放置位置主要分为两种：会阴部及腹腔。对于会阴部引流管的观察，可了解有无盆腔出血及术中未发现的输尿管损伤。如持续引流出鲜红色液体，血压下降，应考虑有盆腔的活动性出血。如引流量特大，颜色淡，应注意有无输尿管损伤。对于腹腔引流管的观察，如若引流液呈黄色、粪臭味，即怀疑有漏的发生，根据术中血运情况及对患者状态的评估，我们可以先保守通过引流管冲洗腹腔，来观察漏能否愈合，如持续保守治疗无效，可二次手术。

术后引流管的拔除时机，需要根据引流的液体情况来进行判断。首先我们需要保证引流管是通畅的，尚未堵塞。在腹腔引流的过程中，有时出现引流管堵塞、引流不畅或不引流，常常由于术后对引流管护理不到位或由于繁忙，未曾注意，使其在多数情况下属于"自行自流"状态，常因血凝块、脱落组织、脓苔、食物残渣、粘连、网膜及腹腔内自身扭曲等原因，出现不引流、引流不畅及堵塞现象。通过临床观察及加强对引流管的护理，多可避免此类情况。

术后早期活动是 ERAS 的一项重要优化措施，术后能否早期下床活动是 ERAS 成功与否的关键之一，也是影响患者住院时间长短的重要因素之一。而结直肠癌 NOSES 手术创伤小于常规腹腔镜手术的患者，患者可以做到更早的下床活动，促进肠道蠕动，随之而来的即是患者引流管的拔除也当早于开腹手术及常规腹腔镜手术的患者，术后恢复地更快。

上述情况如未发生，术后 1~2 天引流出淡红色血性液，待患者排气排便后，进食后无异常，且引流量小于 10ml/d、非脓性，也无发热、无腹胀等，腹部床旁彩超示无积液即可拔除引流管。

温馨提示:NOSES 病例分期早,术区创伤渗出少,快速康复可遵循,拔管
　　　指征掌握好。

（汤庆超　袁子茗）

4　NOSES 术后戳卡孔及造口是否需要拆线？

关于术后戳卡孔及造口是否需要拆线，我们必须要提到的是手术缝合线的使用。医用手术缝合线是一种用于伤口愈合、组织结扎和组织固定的无菌线，对伤口的初期愈合有很重要的作用，理想的缝合线不应带给受伤后愈合的组织以凹陷、裂口、血凝块及细菌黏附，并能满足如下条件：强度高且保留率与组织愈合同步，良好的柔韧性、弹性、操作性、打结性及持结性；一定的延伸性以适应伤口组织水肿，伤口愈合后能恢复原状；横截面直径尽可能最小，尽可能减少组织反应；适应于皮肤的需要，加快伤口愈合；无毒性，易进行消毒灭菌处理。按材料分，手术缝合线可分为不可吸收和可吸收缝合线。对于不可吸收缝合线，要求伤口愈合后抽线时，尽量无拉力；可吸收缝合线要有一定的组织适应性，在伤口愈合后能迅速被机体完全吸收。而对于 NOSES 的戳卡线，我们一般使用可吸收的缝线，它可被人体吸收，故术后无需进行拆线。如若术中使用的是不可吸收的缝线，依据外科书中术后拆线原则：下腹部及会阴部一般于术后 6~7 天拆线，上腹部一般 7~9 天拆线，电刀切口延迟 1~2 天。但戳卡孔愈合一般较快，可在术后 4~6 天酌情拆线。关于肠造口，肠与腹壁的缝合线，我们一般使用 VCP771D 线，也为可吸收缝线。但患者术后肠造口至少保持 2月余，期间外翻的肠组织会与腹部粘连，因此缝线可不必拆除。

此外，还有临床报道使用组织缝合钉及生物蛋白胶缝合戳卡孔的方式。组织缝合钉是一种组织相容性较好的不可吸收缝合方式，因此需要在戳卡孔皮肤愈合良好无感染的情况下给予拆除。如果使用生物蛋白胶水缝合戳卡，因切口密闭性好，术后需要更加注意观察皮肤颜色和温度，判断皮下是否存在感染和积液，如有皮下感染和积液的情况，需要及时拆开保证引流通畅，如果确定愈合良好、无皮下积液，不必拆除。

温馨提示：缝合戳卡和造口，方法多样勿追求，确保洁净畅引流，钉需拆除线可留。

（汤庆超　朱亿豪）

5 NOSES 术后饮食管理注意事项？

　　进食总体原则为：少食多餐、稀软为主、逐渐增量、腹胀则停。术后饮食遵循流质 - 半流质 - 软食 - 普食循序渐进地进行饮食过渡。根据 ERAS 理念，鼓励患者在耐受的情况下，尽早恢复经口进食、进水或经胃肠道喂养，根据患者耐受情况逐渐增量。与传统腹腔镜手术相比，NOSES 患者早期进食能够促进饮食和肛门排气，还可保证术后营养，促进创口早期愈合。医师需要向患者进行宣教，以消除患者的紧张情绪并取得患者配合。从患者进半流质饮食开始，鼓励患者定期排便，达到尽快建立排便规律的目的。患者普食阶段应注意食用蒸蛋、豆浆等富含营养易消化的少渣食物，注意避免产气的食物。该阶段饮食以无腹胀为标准。出院后建议患者仍以软食为主，辅以普食。建议患者进行食物及营养成分的合理搭配，并注意饮食禁忌，包括：①忌暴饮暴食；②忌烟酒；③忌辣椒、咖啡、咖喱等刺激性食物，应以低渣、无刺激性食物为主；④忌食容易造成便频及产气多的食物；⑤少食韭菜、芹菜等富含粗纤维不易消化的食物；⑥忌食致癌促癌食物。回肠造口患者，因为结肠切除后影响水分和无机盐的重吸收，容易导致水和电解质平衡失调，应注意补充水分、无机盐。

温馨提示：NOSES 手术创伤小，排气蠕动恢复早，饮食管理多宣教，快速康复结合好。

（汤庆超　熊　寰）

6 NOSES 术后体位指导和离床时间?

传统腹腔镜手术和 NOSES 均是在全麻下进行,术后由于麻醉药物的残留,舌部肌肉松弛,舌后坠,软腭也处于松弛状态,向后部挤压使呼吸受到阻塞,尤其对于既往有严重打鼾史的患者来说,更会加重上呼吸道梗阻,容易引起严重缺氧的危险情况。同时患者贲门括约肌也处于松弛状态,容易引起呕吐、误吸等情况,所以术后 6 小时内,患者一般采取去枕平卧、头偏向一侧的体位,不仅有利于保持呼吸道通畅,而且一旦发生呕吐时,便于呕吐物的排出,减少误吸的危险。研究表明,切口越大,疼痛感越强,术后切口出血、裂开的风险越大。传统腹腔镜手术切除的标本从辅助切口取出,腹部有较大的切口,患者疼痛程度重于行 NOSES 患者,并且咳嗽、翻身活动等导致切口出血和裂开的风险较大,所以术后 6 小时仍尽量采取以平卧位为主,如果患者生命体征平稳,可将床头摇高 45° 采取坐卧位的辅助体位,次日采取自由体位;而行 NOSES 的患者,切除的标本从自然腔道取出,腹部仅有戳卡的微小切口,术后 6 小时之后,在生命体征平稳,身体无任何不适的情况下,行 NOSES 的患者可采取自由体位,根据患者身体情况可尽早离床活动,但患者如有休克、心力衰竭、严重感染、出血、极度衰竭等特殊情况则仍采取平卧位。

术后尽早离床活动可促进胃肠道蠕动,减轻腹胀,利于胃肠功能恢复,预防肠粘连。腹部手术后,肠管受麻醉药物的抑制和手术的物理刺激,蠕动减弱,加上术后腹腔内的炎性渗出和渗血,容易发生粘连。尽早离床活动能促进肠管蠕动,防止肠粘连和粘连性肠梗阻的发生,并减轻腹胀。术后长期卧床,血流缓慢,特别是下肢静脉血回流慢,易形成血栓,堵塞下肢静脉血管,引起下肢肿胀疼痛等症状,深静脉血栓脱落还可能形成肺栓塞。离床活动,促使血管内的血液流动,可防止发生血栓,并且可加速局部血液循环,有助于切口的愈合。NOSES 造成的腹部创伤远远小于传统腹腔镜手术,患者不再担心伤口疼痛、裂开或出血的风险,恐惧、焦虑的情绪减低,在心理、生理两方面占据优势,已有证据表明,NOSES 术后患者离床活动的时间远早于传统腹腔镜手术。

综上所述,与传统腹腔镜手术相比,NOSES 术后体位更自如,离床时间更短,更有助于患者术后恢复。

温馨提示:NOSES 创伤小,离床时间早指导,避免卧床并症多,术后恢复快又好。

（汤庆超　胡志乔）

7 NOSES 术后吻合口漏的发生率高吗?

NOSES 是否会增加吻合口漏的发生的确是很多医师担心的问题,是关系到是否开展 NOSES 的关键所在。吻合口漏的发生包括局部因素、全身因素及技术因素。全身因素有患者营养状态不良、术前行放化疗、伴发糖尿病、长期服用激素等情况。局部因素包括吻合口血运障碍、吻合口张力大、吻合口周围感染、吻合口区域肠管水肿等。吻合技术相关因素包括缝合不严密、机械压榨强度较大等问题。NOSES 是使用腹腔镜器械、TEM 或软质内镜等设备完成腹腔内手术操作,经自然腔道(直肠、阴道或口腔)取标本的腹壁无辅助切口手术。单从技术角度上讲,该项技术与常规腹腔镜技术相比,并不会增加吻合口漏的发生率。在王锡山教授牵头开展的多中心研究中,718 例结直肠肿瘤患者经自然腔道取出标本,NOSES 术后并发症的发生率为 10.6%,其中吻合口漏病例数为 25 例,占总数的 3.5%,吻合口漏的患者多为低位、超低位吻合保肛手术。然而常规腹腔镜手术吻合口漏发生率为 2.4%~15.9%。因此,与常规腹腔镜比较,NOSES 并没有明显增加吻合口漏的发生率。虽然 NOSES 不增加吻合口漏的发生,但术者需要做好预防,关键是要保证吻合口无张力、无感染、血运良好,还需注意肠蠕动时产生的“蠕动张力”。

温馨提示:吻合口漏并不高,三大诱因要记牢,注意血运和张力,高枕无忧能睡好。

(马 丹)

8 NOSES 术后腹腔感染的发生率高吗?

NOSES 作为一项手术技术,在消化道重建方式上具有特殊性。诚然,与常规腹腔镜相比,NOSES 的一些腹腔内操作确实有造成腹腔感染的风险,例如腹腔内剖开肠管、吻合器抵钉座经肛门置入腹腔等。针对这些情况,NOSES 操作规范里都有针对性的设计与具体的操作规范,主要包括碘附纱条和标本袋隔离作用的充分应用,事实证明这些措施能有效消除 NOSES 技术引发腹腔感染的风险。NOSES 发生腹腔感染的原因与常规腹腔镜手术基本相同,主要包括以下几点:术前肠道准备不充分、术中无菌操作不规范、术后吻合口漏、腹腔引流不充分等因素。在王锡山教授牵头开展的多中心研究中,718 例结直肠肿瘤患者经自然腔道取出标本,发生腹腔感染的病例仅为 6 例,占总患者数的 0.8%。Wolthuis 等开展了一项前瞻性随机对照研究,旨在对比结直肠肿瘤 NOSES 和常规腹腔镜手术的短期疗效,结果表明两组患者术后腹腔感染的发生率无显著差别。综上所述,只要做好充分的肠道准备,熟练掌握手术的操作技巧,术者与助手密切配合,结直肠肿瘤 NOSES 是完全可以符合无菌操作原则的。因此,与常规腹腔镜比较,NOSES 并没有明显增加术后腹腔感染的发生率。

温馨提示:腹腔感染是焦点,数据支持有文献,术中冲洗是关键,感染不高勿惊叹。

(马 丹)

9 经阴道取标本术后有哪些并发症,如何预防?

在 NOSES 临床应用中,相比经肛门取标本 NOSES,经阴道取标本 NOSES 遭受更多的争议和质疑,有些医师无法接受这种"另辟蹊径"的操作方式。从理论上讲,经阴道取标本可能增加额外的阴道损伤,术后可能会引起阴道感染、直肠阴道瘘、肿瘤细胞种植阴道,甚至可能会影响性生活、生育。就预防而言:第一,阴道切口位置应如何选择十分重要。结合文献报告及多位专家经验,建议切口位置应选择在阴道后穹隆处。阴道后穹隆是阴道最易扩张的部分,也是在腹腔镜下最容易暴露和识别的解剖标识。此外,阴道后穹隆位置深在,周围没有神经分布,因此该部位的切口对患者性生活不会造成明显影响。第二,操作中对无菌术与无瘤术的严格实施也十分重要。在此分享相关经验:①术前进行充分的肠道准备是 NOSES 无菌操作的基础,包括口服泻剂及术前清洁灌肠。②充分掌握术中操作技巧,比如腹腔内碘附纱布条的妙用、助手吸引器的密切配合、碘附水灌洗阴道、术中用大量碘附蒸馏水冲洗术区、取标本保护套的使用等一系列操作技巧,均能够降低污染和肿瘤种植发生的风险。

温馨提示:途经阴道质疑多,消除疑虑多琢磨,位置选在后穹隆,无菌无瘤要掌握。

(马 丹)

理论上讲,经肛门取出标本可能增加额外的直肠、肛门损伤,术后可能会引起感染、直肠漏、肿瘤细胞种植,引起肛门括约肌损伤,影响患者术后排便功能等。就如何预防而言:第一,取标本途径的选择非常重要,必须遵循两大原则,即肿瘤的功能外科原则和损伤效益比原则。取标本途径的选择主要依据肿瘤大小以及系膜的肥厚程度。经肛门取标本的 NOSES 主要适用于肿瘤较小、标本容易取出的患者;第二,操作中对无菌术与无瘤术的严格实施也十分重要。在此分享相关经验:①术前进行充分的肠道准备是 NOSES 无菌操作的基础,包括口服泻剂及术前清洁灌肠。②充分掌握术中操作技巧,比如腹腔内碘附纱布条妙用、助手吸引器的密切配合、碘附水灌洗直肠、术中用大量碘附蒸馏水冲洗术区、取标本保护套的使用等一系列操作技巧,均能够降低污染和肿瘤种植发生的风险。③术中进行充分扩肛、标本取出过程中避免暴力拉拽、仔细轻柔操作是预防 NOSES 肛门括约肌损伤的有效措施。

温馨提示:途经直肠最常见,种植感染未发现;肛门功能要保护,扩肛慢拉是条路。

(马 丹)

NOSES 术后影响肛门排便功能吗?

在 NOSES 推广过程中,有人曾提出质疑,经肛取标本是否会引起肛门括约肌损伤,是否会影响患者术后排便功能,这是导致很多医师在心理上不愿或不敢尝试 NOSES 的主要顾虑之一。近年来,经肛门取出标本的结直肠癌 NOSES 手术量越来越大,相关的临床研究也逐渐增多,但却鲜有术后肛门功能异常或肛门失禁的报道。Wolthuis 等开展了一项前瞻性随机对照研究,旨在对比结直肠肿瘤 NOSES 和常规腹腔镜手术的短期疗效,结果表明两组患者术后的便失禁评分及最大肛压均无显著差别。此外,在王锡山教授牵头开展的多中心研究中,649 例患者进行经肛门取标本 NOSES,仅有 11 例患者术后出现了不同程度的肛门功能障碍,且这些患者均进行了低位、超低位直肠保肛手术,因此也无法证实肛门功能障碍是由取标本所致。事实上,绝大多数低位保肛手术和左半结肠切除手术均会出现前切除综合征。根据开展 NOSES 的临床经验可知,在经肛门取标本过程中,标本对肛门的牵拉刺激是一种一过性扩张,持续时间十分短暂,以"秒"来计算。相比其他长时间牵拉肛门的手术操作,如 TEM、taTME、TAMIS 等,NOSES 对肛门功能的影响非常轻微。

温馨提示:括约肌肉怕损伤,肛门功能受影响,科学研究解疑虑,放下负担莫惆怅。

(马 丹)

12 NOSES 术后影响排尿功能吗?

腹腔镜结直肠手术后排尿功能障碍的原因一般有如下几种。

(1)麻醉因素:术中麻醉和镇痛泵的应用,阻滞内脏神经,引起膀胱平滑肌收缩无力,尿道括约肌痉挛引起。

(2)术中对腹盆自主神经的损伤:正常的膀胱功能受到上腹下丛发出的交感神经纤维及盆内脏神经发出的副交感神经纤维共同支配,当交感神经纤维发生损伤,表现为不稳定膀胱;而副交感神经损伤,膀胱逼尿肌收缩功能发生障碍,出现尿潴留。

(3)术后肛门疼痛:肛门直肠部位神经分布相对丰富,尤其是齿状线以下部位是阴部内神经支配,对痛觉敏感,肛门部疼痛引起膀胱颈及尿道括约肌痉挛而产生反射性排尿困难。

(4)压迫:肛管或阴道内留置纱布压迫尿道括约肌,也会造成排尿困难。

(5)既往泌尿系统病史:若男性患有前列腺增生或前列腺炎,女性患有尿路感染等疾病,加上手术刺激,更容易加重排尿困难。

(6)疼痛和精神因素:术后疼痛、患者自身精神紧张或恐惧等心理而发生排尿困难。与传统的腹腔镜手术相比,NOSES 的优势是避免了辅助的取标本切口,术后疼痛明显减轻,可以显著减少镇痛药物的使用,加快患者术后的恢复,同时更具有良好的美容效果,可以减少患者因切口带来的不良心理暗示。

近年来,NOSES 手术量越来越大,相关的临床研究也逐渐增多,但却鲜有术后排尿功能障碍的报道。Wolthuis 等开展了一项前瞻性随机对照研究,旨在对比结直肠肿瘤 NOSES 和常规腹腔镜手术的短期疗效,NOSES 组患者术后未发生尿潴留,而常规腹腔镜手术组发生了一例尿潴留。因此相对于传统腹腔镜手术,NOSES 并没有影响排尿功能。

温馨提示:影响排尿因素多,各个环节都牵涉,传统手术相比较,排尿障碍并不高。

(马 丹)

NOSES 术后影响男性性功能吗?

　　腹盆腔手术影响男性性功能主要有两方面原因。①神经损伤,阴部神经丛和盆神经丛分别为勃起反射弧的传入纤维和传出纤维。在手术过程中,损伤盆神经丛和阴部神经丛,以及联合会阴切除范围过大时,都有可能导致勃起功能障碍。由于腹下神经支配射精功能,清扫腹主动脉周围淋巴结时极易损伤腹下神经,导致射精障碍。②血管的损伤和精神心理因素的影响也可能会造成术后性功能障碍。以直肠癌为例,根据相关文献报道术后性功能障碍发生率为 10%~30%。根治性直肠癌手术过程中极易损伤盆腔自主神经,手术后有超过 60% 男性患者发生不同程度的勃起功能障碍,这其中有 90%~95% 的患者丧失射精功能,严重影响了患者的术后生存质量。研究证实,腹腔镜手术在保留盆腔自主神经方面与开腹手术相比,明显降低了性功能障碍的发生风险,腹腔镜手术的疗效及安全性优于开腹手术。NOSES 在腹腔镜手术基础上更具有创伤小,美容效果好,恢复快等优点。所以 NOSES 不会对男性性功能产生影响。

　　温馨提示:男性功能多关照,生活质量要提高,精准解剖膜来保,生存生活样样好。

(马 丹)

14 NOSES 术后影响女性性功能吗?

在 NOSES 临床应用中,相比经肛门取标本 NOSES,经阴道取标本 NOSES 遭受更多的争议和质疑,有些医师无法接受这种"另辟蹊径"的操作方式。经阴道取标本可增加额外的阴道损伤,担心会影响性生活、生育等。但一般经阴道取标本 NOSES 切口选择在阴道后穹隆,首先,阴道后穹隆位置深在,周围没有神经分布,女性感受性刺激最敏感的部位是阴道前壁和阴蒂,因此该部位损伤对患者性生活不会造成明显影响;其次,由于阴道壁血运丰富,愈合能力强,只要术中将阴道切口缝合确切,术后阴道切口裂开等并发症的发生概率极低;第三,与腹壁切口相比,阴道切口更符合损伤效益比原则,具有位置隐蔽、无可见瘢痕、无痛、不影响性生活等多种优势。术后患者担心切口裂开或感染,也担心刺激肿瘤复发,因手术产生的自卑以及出现抑郁情绪,这些都是影响性生活恢复的主要心理因素。手术医师在肿瘤治疗过程中不应只关注癌症本身,还要重视对患者心理问题的疏导和对性问题的指导,鼓励患者及配偶适时开始性生活,当今重视患者术后性健康问题对肿瘤外科医师显得尤为重要。我们采取 NOSES 不仅仅为了最佳的切口美观效果,也是帮助患者重塑自信,更好地回归社会、家庭,在某种程度上也是对患者术后生活质量的一种提升。

温馨提示:途经阴道有疑虑,担心高潮和生育,阴道切开选穹隆,位置方便好缝合。

(马 丹)

15 NOSES 术后的特殊护理有哪些?

俗话说,三分治疗,七分护理,没有护理,不成医疗。护理是医疗工作中非常重要的部分。①对于 NOSES 术后患者来讲,由于腹壁没有辅助切口,可以不用佩戴腹带,增加了患者舒适度,从而也减少了护理的工作量,减轻了患者术后的心理压力。②对于 NOSES 术后患者,除常规的护理之外,我们更应该关注患者术后的心理活动。人的生理功能和心理功能是相互影响和相互联系的,疾病及手术对患者来说是最大的应激源,术后会产生多种心理反应,如焦虑、恐惧等。我们不但要追求身体的微创,更加要关注心理的微创,消除患者的心理不良刺激,主动满足患者的心理需求。③建立良好的护患关系,以腹壁没有切口为切入点,消除患者"我的病情很重、手术做得很大"的心理顾虑,鼓励尽早下床活动,鼓励尽早回归社会,确立以"患者为中心",整体护理的理念和观念。

温馨提示:术后护理需求多,生理心理都牵涉,消除顾虑心态稳,早日回归好生活。

(胡军红 李兴旺)

NOSES 术后是否会导致肿瘤细胞自然腔道种植转移?

  自 1994 年 Darzi 首次提出腹腔镜辅助下的经肛门自然腔道取标本手术以来,手术无菌、无瘤原则的问题一直备受关注。NOSES 在经自然腔道取标本过程中,对肿瘤组织的挤压一方面可能导致肿瘤细胞入血,增加远处转移的风险;另一方面可能使肿瘤细胞脱落到腹腔,导致肿瘤种植转移。因此,针对 NOSES 无瘤原则问题的讨论和研究也从未间断。2015 年,Denost 等发布了一项回顾性非随机对照研究结果,研究对比分析了 2000—2010 年间经肛门途径 NOSES 和传统腹腔镜手术(CL)的 220 例直肠癌患者的临床资料,结果显示,NOSES 组和 CL 组的复发率和 5 年无病生存率相比,差异均无统计学意义;该研究同时特别指出无腹腔感染、吻合口肿瘤复发和腹腔种植转移。2017 年,笔者团队在国内率先进行了一项 RCT 研究,该研究共纳入 60 例患者,分为经肛门途径 NOSES 组(LA-NOSES 组,$n=30$ 例)和传统腹腔镜手术组(CL 组,$n=30$ 例),两组患者手术情况、术后肛门功能、住院时间、住院费用以及术后 30 天并发症发生率比较,差异均无统计学意义。同时该团队首次在国内开展 NOSES 腹腔感染和肿瘤种植的前瞻性研究,即对所有患者进行术前及术后腹腔灌洗液(peritoneal lavage fluid,PLF)细菌培养和肿瘤细胞查找。结果显示,在两组患者 PLF 中均未培养出细菌及查找出肿瘤细胞,且术后 30 天未发现明显腹腔感染和肿瘤种植。可见,NOSES 手术不会直接导致肿瘤细胞局部种植、远处转移。随着 NOSES 相关器械的完善和手术流程的不断规范,以及各单位针对无瘤原则临床研究的开展,NOSES 导致肿瘤细胞局部种植、远处转移的顾虑正逐步被消除。笔者团队结合临床实践经验认为,通过使用保护性器械如蔡氏套管器、电线套等,能有效降低肿瘤局部种植和远处转移的风险。同时,术前准确评估肿瘤大小,把握好手术适应证,是确保手术顺利实施和避免肿瘤挤压的重要保证。

  温馨提示:腔道种植有嫌疑,文献报道无多虑,保护措施要牢记,细节操作是前提。

(蔡建春　许淑镇)

国内外的多项研究表明,与常规腹腔镜手术相较,NOSES 术后肿瘤的局部复发、远期生存情况差异不具有统计学意义。同时,NOSES 术后患者腹壁切口疼痛减轻、术后恢复时间缩短、腹壁美容效果更好,腹部瘢痕对患者心理的影响更小,比传统腹腔镜手术更具有优势。上海同济大学附属第十人民医院尹路团队通过对 98 例行 NOSES 的结直肠癌患者进行回顾性分析,结果发现与传统腹腔镜手术相比,术后肿瘤的局部复发及 3 年总生存率差异无统计学意义。2018 年韩国的 Park 等采用倾向值匹配评分的方法,以直肠癌为研究对象,对比观察了 NOSES 的远期随访结果,可与传统的微创手术相媲美,同时更具有减少创伤的优势。王锡山团队对 79 家医院 718 例行 NOSES 的患者进行回顾性研究,结果发现术后标本的环周切缘和上、下切缘均为阴性结果,这能够表明 NOSES 并不影响肿瘤的根治效果。但是关于 NOSES 的并发症及远期疗效,仍需要更多的高质量临床数据支持。

经自然腔道取标本是 NOSES 最具特色的核心手术步骤,也是最受关注和热议的手术环节。NOSES 术后肿瘤局部复发与肿瘤浸润局部淋巴组织、手术没有达到肿瘤 R0 切除的效果及脱落的肿瘤细胞播散种植有关。部分学者认为经自然腔道取标本可能会增加对肿瘤标本的挤压,进而增加脱落肿瘤细胞数量,最终导致术后肿瘤的局部复发。但是我们应该看到,NOSES 对无瘤操作提出了很高的要求。在临床实践中,外科医师也在不断总结 NOSES 相关的经验和技巧,来防止和避免脱落肿瘤细胞的播散,比如取标本时无菌保护套的使用,适应证的严格掌握和直肠冲洗等。我们相信只要把握好 NOSES 的适应证、合理选择术式、规范化操作及精准熟练施行手术,一定能从很大程度上减低术后肿瘤的局部复发、改善远期生存情况。

温馨提示:近期效果很满意,远期疗效等数据,标准检验靠真理,NOSES 技术惠大地。

(胡军红　周世灿)

除了要保证术中无菌操作和无瘤操作外，术后并发症的发生率也是判断NOSES手术安全性的要素之一。NOSES作为一种手术技术，在标本取出方式以及消化道重建方式上具有特殊性，但在手术并发症方面和开腹手术、常规腹腔镜手术类似。王锡山教授团队在2019年发表了203例NOSES的回顾性研究，结果显示仅11.9%的患者术后出现并发症。其中，术后发生吻合口漏的例数为9例，占总例数4.4%。这9例患者多为低位甚至超低位保肛的患者，其中2例患者在住院期间二次手术造口。除吻合口漏外，其余并发症发生率均不超过2%，而且NOSES由于没有腹壁的辅助切口，基本上不会发生切口相关并发症（图5-1）。此外，术前有心脑血管系统疾病的患者术后病情平稳，未出现病情加重或复发。所有出现术后并发症的患者经治疗后均康复出院，无住院期间死亡病例。此外，随访结果显示，仅2.2%的患者术后出现肛门功能异常，无术后阴道功能异常的患者（此结果与传统腹壁小切口腹腔镜手术无统计学差异）。这些结果表明，NOSES并不会增加围术期并发症的发生率，在一定程度上印证了NOSES的安全性。如何能够预防这些手术并发症呢？①适应证的严格把控，团队的默契配合，手术技巧的熟练掌握；②术中规范操作，注意无菌无瘤；③术后严密观察，做到并发症的早发现，早处理。可以总结为"一个核心，两项原则，三个法宝，四项技术"。

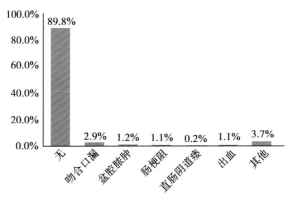

图5-1　NOSES术后并发症情况

温馨提示：并症发生并不高，无菌无瘤都达标，多篇文献有报道，规范操作很重要。

（胡军红　李兴旺）

第六篇

NOSES 相关技巧及经验分享

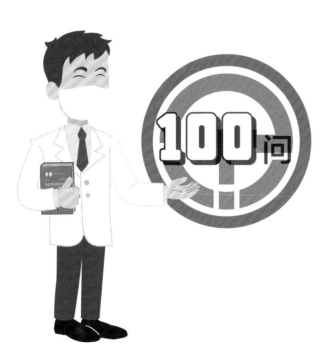

1 何为筷子效应？

　　腹腔镜手术中，由于各个穿刺孔之间距离过近，造成操作过程中器械与器械、器械与镜头之间相互干扰，无法形成操作三角，而呈平行之势的现象，称为"筷子效应"。为了避免这种情况发生，常规腹腔镜手术（非单孔腹腔镜手术）在设计穿刺孔布局时，应以"腹腔镜镜头—靶目标"为轴线。在轴线两侧，使各个操作孔与靶目标构成等腰三角形，注意各个穿刺孔之间的距离不能过近，以8~10cm操作较为舒适。在单孔腹腔镜中，由于各个器械都是经同一切口进入腹腔，这种情况更为明显；器械之间的相互干扰在腹腔外、穿刺孔和腹腔内都有可能发生。为避免单孔腹腔镜的"筷子效应"，一方面，改进单孔腹腔镜的器械，比如开发管径较细的器械、将操作器械做成一定弯曲度和利用长度不同的器械；另一方面，加强单孔腹腔镜基本操作的训练，熟练操作技巧。不管是常规腹腔镜还是单孔腹腔镜。"外利其器，内修其身"是解决腹腔镜操作过程中的器械相互干扰的关键（图6-1）。

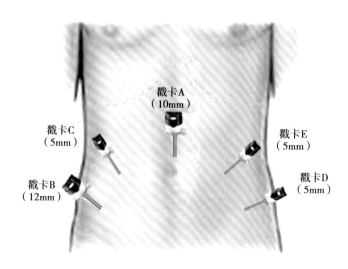

戳卡A
（10mm）

戳卡C
（5mm）

戳卡E
（5mm）

戳卡B
（12mm）

戳卡D
（5mm）

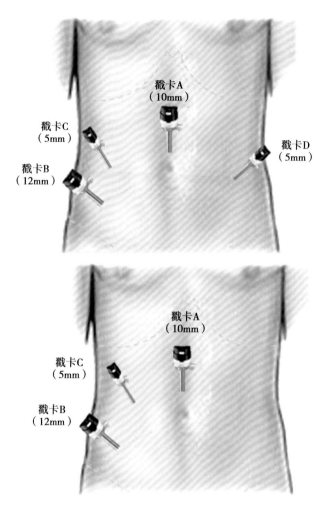

图 6-1　五孔法、四孔法和三孔法

温馨提示：筷子效应间距近、器械干扰难脱身，外利其器改器械、内修其身练身心。

（胡军红　葛 政）

在腹腔镜手术当中,由于电刀、超声刀的应用,腹腔内烟雾中存在悬浮的肿瘤细胞,加之戳卡漏气或局部气体涡流,肿瘤细胞可能污染穿刺通道甚至造成穿刺孔转移。Gamal 等将脾脏组织作为悬浮细胞,建立动物气腹模型,最终在穿刺孔处发现活的脾脏细胞。也有学者利用动物模型成功从漏气的穿刺孔收集到肿瘤细胞。为尽量避免"烟囱效应"造成穿刺孔位置的肿瘤转移,我们可以采用有螺纹的防脱戳卡。对于存在漏气的穿刺孔及经常进出器械的穿刺孔,可进行丝线缝合固定,术中应设置专门排烟通道以减少腹腔内烟雾浓度,手术后先将气腹排空再拔出戳卡(图 6-2、图 6-3)。应用各种技巧,尽量做好每一个细节,最终彻底贯彻"无瘤原则",避免由于我们的疏忽而对患者造成的伤害。

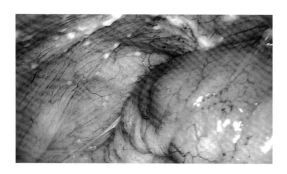

图 6-2　腹膜转移结节

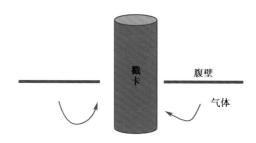

图 6-3　戳卡的"烟囱"效应

温馨提示:戳卡管道似烟囱,肿瘤种植烟雾中,螺纹排烟小细节,无瘤观念记心中。

（胡军红　葛　政）

何为离屏效应?

外科手术是以主刀为中心进行的,腹腔镜手术中视野需要始终保持以主刀操作视野为中心,这就导致了助手的操作器械可能离开操作视野,而离开手术视野的器械有可能会造成组织或器官损伤(图6-4)。其中我们较为常见的是:①术中需要进出器械时,器械从穿刺孔移动到手术区域过程中造成损伤;②助手为牵拉暴露手术区域,其器械离开腹腔镜视野外后造成的牵拉损伤。更要引起我们重视的是,与看得见的手术损伤相比,我们更惧怕"看不见"的损伤。为防止"离屏效应"造成"看不见"的损伤,任何不在视野范围内的操作都应谨慎慢行。在气腹状态下,助手器械刚入腹时,器械沿平行腹壁的方向进入,到达操作区域后,在扶镜手退镜全视野下准确抓持。进出器械遇到阻力时切忌暴力操作;术中助手需要对牵拉对象进行调整时可及时向主刀汇报,请扶镜手给予视野上的帮助,才能避免不必要的手术损伤。

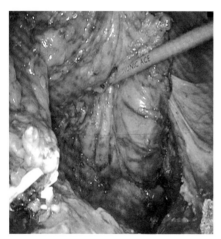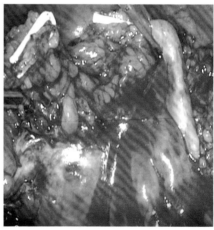

图6-4　分离直肠后间隙时,助手牵拉位置离开腹腔镜视野,
直肠后间隙游离完成后,发现助手牵拉处系膜出血

温馨提示:离屏器械看不到,损伤脏器难预料,可疑损伤及时报,不离视野
很重要。

(胡军红　葛　政)

4 何为镜面效应?

腹腔镜手术中,当操作者与"腹腔镜镜头-靶目标"轴线相对时,就像面对镜子进行操作,会出现反向操作。由于腹腔镜视野需要优先保证主刀医师的操作,"镜面效应"往往出现在助手方面。由于操作方向与潜意识的感觉不同,助手不易寻找靶目标,并且在牵拉时由于反向操作,很可能会造成牵拉组织的撕裂,尤其是系膜或者血管。当出现"镜面效应"时,操作者应在脑海中模拟解剖方向进行操作,操作要缓慢进行,切忌心浮气躁;必要时在告知主刀医师的前提下,寻求扶镜手的帮助,暂时将视野转变为以助手操作为中心。腹腔镜手术中,如果助手暴露不佳,主刀医师将无法进行操作;助手脑海中要有立体解剖思维,首先器械的方向感受要准确,其次抓持要保持稳、准、轻、张。手术团队应相互帮助,逐渐磨炼出配合默契的手术团队。

温馨提示:反向操作困难多,方向不准难操作,模拟解剖变视野,勤学苦练方法多。

(胡军红　葛　政)

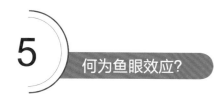

5 何为鱼眼效应?

腹腔内脏器是存在三维立体结构的,而腹腔镜的成像只能一个角度观察。同样的物体在不同的角度可呈现出不同的几何结构,并且常规腹腔镜无法达到 3D 效果,就像一只眼睛看物体,缺乏深浅及立体感感觉。这种情况称为"鱼眼效应"。

从图 6-5 中可以看出,在不同的视野下同一操作存在偏差,在这样的效应下,初学者常因为无法准确判断靶目标位置或者形态而造成靶目标或周围组织损伤。所谓"横看成岭侧成峰,远近高低各不同",术者需要熟悉局部解剖,明确一个靶器官在不同视野位置下的解剖特征;同时加强腔镜练习,熟悉腹腔镜将 3D 视野转为 2D 视野的视觉变化,避免造成不必要的手术损伤。

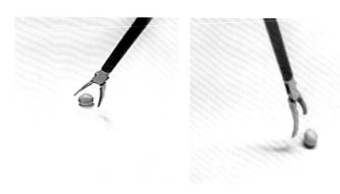

图 6-5 腹腔镜模拟器屏幕的视野和肉眼下的视野

温馨提示:鱼眼效应是 2D,深浅立体全抛弃,三维解剖心中系,解决方法勤练习。

(胡军红 葛 政)

6 腹腔镜 NOSES 五大原则是什么?

（1）三角中轴原则：以腹腔镜镜头 - 把目标区域 - 显示器为中轴线，合理布局各个穿刺孔位置；以靶目标区域为顶点，各个操作孔应尽量与靶目标形成等边三角形。

（2）屈肘等长原则：手术操作时，为减少肌肉疲劳，应调节手术台高度，使术者进行操作时保持屈肘功能位；各种线路的可使用长度，如：吸引器、超声刀、电刀等，应与操作者上肢等长，避免线路过长相互缠绕或线路过短使用受限的情况。

（3）阶梯递进原则：开展 NOSES 手术时应由易到难，循序渐进；由简单的术式向复杂术式过渡，由普通患者向略肥胖患者过渡；由肿瘤分期早的患者向肿瘤分期较晚的患者过渡，逐渐增加 NOSES 手术的经验，总结技巧。避免强行开展而导致的 NOSES 手术失败，否则会打击对开展新技术的信心。

（4）无菌无瘤原则：对于肿瘤患者，无菌无瘤原是不可侵犯的红线，任何手术，不管是常规腹腔镜还是 NOSES 手术，均应遵守此原则。术前应进行充分的肠道准备，术中碘伏纱布、充分冲洗，避免肿瘤接触，肿瘤的整块切除、保护套的应用，各种手术技巧的应用使得 NOSES 手术并不会违反无菌无瘤原则，各个中心的临床研究也证实了 NOSES 手术的安全性。

（5）全面优化原则：NOSES 手术应充分考虑患者的具体病情、社会背景、心理状态及术者的腹腔镜手术经验；充分做好术前评估及方案的制定，为患者制定个体化的手术方案，加强术前术后的心理辅导，全面优化围手术期的治疗过程。

温馨提示：五大原则很好用，不断实践总结中，每条都要深体会，消化吸收融骨髓。

（胡军红 葛 政）

7 电钩与超声刀区别及应用体会有哪些?

腹腔镜手术的能量平台有很多,应用较为广泛的是电钩和超声刀。首先两者的工作原理不同,电钩是通过电流与组织接触时产生的巨大热量来达到电切或电凝的效果,电切模式的电压略低,但是频率高,产热能力大;电凝模式的电压相对高,但是频率低,产热能力小。超声刀是将电能转换成超声机械振动能,与刀头接触的组织细胞在瞬间水分气化,蛋白质断裂,细胞崩解,从而对组织进行止血切割或凝固,刀头的振动频率约为55.5kHz。

对比应用电钩和超声刀的手术效果分析的文献有很多,我们常常纠结的问题是如何更合理地应用手中的工具。电钩是接触式操作,超声刀是夹持式操作;解剖清晰,层次明确的前提下,电钩的操作更加流畅,比如暴露良好的Todlt间隙,电钩附带钝性推拨的手法可快速地离断和拓展,电钩的功率在30~35W,利用电凝离断组织时带有微小的火花,又不会产生手术烟雾;但是当手术需要仔细分离或者解剖层次不清楚时,超声刀更加安全,止血和离断效果更好,比如游离肠系膜下动脉周围淋巴脂肪组织时,超声刀可精准地夹持需要离断的组织,并且由于超声刀非工作刀头中存在垫片,可有效避免周围组织损伤。不管是电钩还是超声刀,最常见的损伤就是热损伤。手术中我们常常应用工作后的电钩和超声刀头寻找或分离组织,可是此时的电钩和超声刀头仍有较高的温度,会对接触的组织造成损伤。由于是高温造成的组织损伤,常常无法马上体现出来,这种损伤往往无法及时发现,比如,结直肠手术术后无法解释的小肠漏;保留左结肠血管的直肠癌手术,在清扫肠系膜下动脉后造成的术后动脉瘤。最后希望各位同仁,充分了解手术工具的工作原理,合理应用手术工具,养成良好的操作习惯,流畅和安全地完成手术。

温馨提示:电钩超刀各不同,工作原理要清晰,合理使用其功能,切凝推拨显神通。

(胡军红 葛 政)

小纱布应用技巧可在 NOSES 手术过程中发挥重要的作用,熟练掌握小纱布的使用技巧有助于临床医师在开展 NOSES 过程中提高手术的流畅度和安全性,也有利于促进 NOSES 推广应用和操作规范化。小纱布在制作时应将带毛刺边缘卷入纱布条内侧,避免纱布线脱落影响操作或残留体内(图 6-6)。王锡山教授团队在创始 NOSES 手术以来对于小纱布在 NOSES 系列手术中的应用细节体会很多,小纱布在不同 NOSES 术式及不同场景中用途广泛且方式多样,根据操作特点和适用场景不同现将最常用的十种使用技巧归纳如下:

(1)"挡":①入腹探查后切开组织前,应用小纱布条将小肠和大网膜及附件等组织推挡至手术非操作区,充分暴露主操作术野;②术中由于患者体位或系膜肥厚和小肠蠕动等原因,当小肠或大网膜滑入术野时,利用小纱布条可增加局部摩擦的特点进行临时的推挡暴露。

(2)"垫":①在对易被刺破的组织如直肠系膜后方进行顶、撑等操作时,先将纱布垫在器械操作端与组织之间再进行相应操作,可避免尖锐的器械端刺穿薄弱的组织;②对小出血点进行止血后将小纱布垫于局部,以达到进一步止血,也可以作为检查是否再次出血的标记。

(3)"压":在对一些质地较脆易被钳夹器械损伤的组织进行牵拉时,如进行 Toldts 间隙拓展时、牵拉内侧结缔组织及植物神经表面时动作需轻柔,可通过钳夹纱布轻压组织进行牵拉的方式建立分离间隙的张力。

(4)"固":在 NOSES 术中将提前留置在近端肠管内的吻合器钉座穿刺出肠管的过程中,助手将钉座与肠管用纱布条钳夹固定在局部,保持肠管和钉座位置稳定以便术者将钉座顺利穿出。

(5)"撑":①在术中处理直肠系膜血管时,为保护系膜背侧组织或滑入的肠管,可用纱布铺垫于操作系膜背侧作为支撑,既便于游离血管又可保护背侧组织;②在右半结肠癌根治术内侧入路处理血管之后,将纱布条留置在升结肠后方和胰腺表面起到支撑的作用,便于在打开结肠旁沟时与内侧汇合,以及在横结肠后间隙处理系膜根部血管时与下方汇合。

(6)"捻":在自然组织间隙无血管区如 Toldts 间隙进行分离时,可采用钝性分离或钝锐结合的方式进行分离,可用纱布增加接触面积将组织捻向操作侧,既达到钝性分离的目的,又可降低组织损伤。

(7)"护":在 NOSES 手术过程中,显露输尿管并进行保护是很重要的,可用纱布置于游离侧输尿管表面起到保护作用,在进行对侧操作时可以准确定位并避免损伤。

(8)"标":①在 NOSES 直肠癌根治术中,直肠系膜环形裸化时可使用纱布条进行标记,可以准确定位系膜裁剪在同一个平面;②在 NOSES 结肠癌根治术中,可以在胰腺表面留置纱布作为标记。

(9)"消":NOSES 手术最大的特点是避免了腹部的辅助切口,将自然腔道作为取出标本的途径,因此 NOSES 系列手术更注重无菌操作规范,在不同NOSES 术式中切开自然腔道时必须应用碘附纱布条进行确切的消毒操作。其中,在 NOSES 术中常用的几种情况包括切割离断近端肠管置入吻合器钉座之前、切割直肠远端或阴道后穹隆置入自然腔道保护膜之前。

(10)"吸":在术中及结束后冲洗腹腔时,为避免气腹损失影响操作,以及避免吸引器吸住肠脂垂、系膜、大网膜等组织造成组织损伤,可应用纱布团引导吸引的方法。

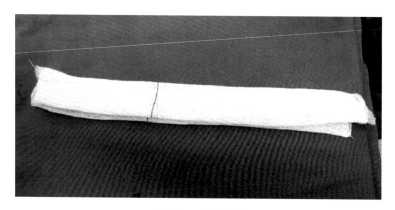

图 6-6　小纱布条

温馨提示:纱布秘技勤领悟,攻守兼备技巧足,攻有标捻撑压固,守可挡垫消吸护。

(王锡山　汤庆超　朱亿豪)

NOSES 术中保护套妙用的秘籍有哪些?

NOSES 术中为了做到无菌和无瘤,切除的标本要先装进标本保护套里以避免出现标本污染腹腔的情况(图 6-7)。保护套有多种,但临床中腹腔镜保护套不但经济实用,而且取材方便,主要用途概括为:①隔离作用,手术当中巧妙地利用无菌保护套,将切除的标本装入保护套内并收紧两端的袋口,达到肿瘤与腹腔的隔离,从而更好地践行了无瘤的原则,同时收紧标本的袋口,在取出标本的过程中避免了挤压使肠内容溢入腹腔而导致腹腔感染的风险,从而也更好地践行了无菌的原则。②储存作用,王锡山教授倡导所有术中用过的纱布条只进不出的原则,我们可以将用过的纱布条或者裁剪掉的小块标本放在腹腔镜保护套的一端内,最后连同标本一起取出,从而避免了可能饱含细菌及肿瘤细胞的血水纱布经戳卡取出过程中液体再次流入腹腔的可能,从而减少了肿瘤细胞脱落到腹腔的可能性。③扩张作用,由于腹腔镜保护套具有可塑性且直径宽大,完全可以随标本直径的变化而变化,给标本提供足够的空间,所以起到被动扩张的作用。我们建议腹腔镜保护套首先根据需要裁剪15~20cm 长度,折叠后外涂液状石蜡从主操作孔置入腹腔,不建议从自然腔道置入,因为这样违反无菌原则。

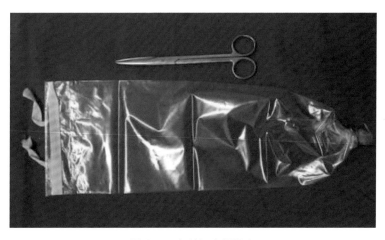

图 6-7　自制标本保护套

温馨提示：小小套中有故事，作用不可被忽视，巧妙置入到腹腔，隔离储存兼扩张。

（孙　锋）

NOSES 术中吸引器巧用秘籍有哪些?

腹腔镜手术中吸引器最基本的作用就是冲和吸。这两个操作看似简单,拇指一推一拉即可完成,却需要反复练习才能掌握。初学者使用时往往不得要领,要么吸引器一进腹腔腹压就迅速降低,要么刚开始吸引就吸到周围组织,影响手术的流畅操作。接下来,我们总结一下 NOSES 术中吸引器的应用技巧。①吸:如在吸盆腔冲洗液的时候,吸引器前端开口不宜没入液体中过深,较好的方式是刚接触液平面即可,吸液过程中随着液平面的降低,缓慢地推进吸引器。这样可以看见吸引头周围组织,避免将大网膜组织吸入而阻塞吸引器。另外,在吸引少量渗血的过程中,应避免持续吸引而造成腹压降低,此时可采用快吸快回的操作,吸净渗血的同时需充气一定时间,避免腹压降低。②冲:冲的目的不同,使用吸引器的方式也不同。术毕冲洗腹腔或者盆腔时,直接开大吸引器即可;而为了暴露较小的渗血点则需要温和地冲水甚至滴水,暴露出血点后迅速电凝止血。③挡:如挡血管。在行直肠癌侧方淋巴结清扫、暴露髂血管时,用吸引器挡静脉比使用分离钳更为安全。④压:在行腹腔镜结直肠手术时,可以使用吸引器头端按压肠管。因其与组织接触面大、不易损伤肠管等特点,而成为一种较为常用的显露方法。⑤挑:在行低位直肠前切除术的时候,为了显露腹膜返折以下的直肠,此时借助左手的吸引器,可以将腹膜返折向头侧挑开。⑥分:吸引器在钝性分离粘连过程中作用不小,分离粘连同时吸出渗血,有助于暴露粘连潜在间隙,找准前进方向。

温馨提示:小小器械作用大,吸冲挑分挡和压,每台手术离不了,娴熟使用发挥好。

(孙 锋)

NOSES 术中腹腔及肠道冲洗的方法及技巧有哪些？

随着微创手术的不断发展，腹腔镜 NOSES 的应用范围也越来越广，腹腔和肠道充分的冲洗是保证无菌无瘤的重要措施之一。对于腹腔冲洗，我们建议使用蒸馏水，大量的蒸馏水冲洗腹腔，不仅可以清除血液、渗出物、异物、电灼后的坏死物，尤其利于腹腔中游离脂肪组织的清除，防止脂肪组织黏附于大网膜和肠管上，从而去除炎性刺激，减轻炎症反应，降低术后吸收热的发生率。对于分期较晚的肿瘤，我们可以在冲洗液中加入化疗药物，减少腹腔种植的概率。尽量避免低温盐水冲洗腹腔。对于肠管冲洗，我们建议使用碘附及甲硝唑，是预防吻合口感染的主要方法之一。聚维酮碘，又称碘附，是一种广谱、无毒、稳定性好的消毒杀菌剂，可在水中溶解，释放出游离碘，使细菌变性坏死，术中冲洗可以快速灭菌，清洁污染物，同时保持肠管及吻合口的洁净。此外，甲硝唑是抗厌氧菌性的药物，是预防和治疗厌氧菌感染的首选药物，吻合口感染的病原菌种以厌氧菌为主，临床上已有报道局部采用抗厌氧菌感染的治疗可使外科手术感染率明显下降。因此，甲硝唑也是 NOSES 术中肠管冲洗的常用冲洗液之一。

温馨提示：术中冲洗不可少，作用彰显勿省掉，足量适温低渗水，突破浆膜可加药。

（孙　锋）

12 如何高效地学习 NOSES 技术？

NOSES 作为一项新兴的微创技术，其基础仍是腹腔镜技术。《国际结直肠肿瘤 NOSES 专家共识》明确指出由有经验的腹腔镜结直肠外科医师开展 NOSES 将可以有效地缩短学习曲线，因此，高效学习 NOSES 技术的一个重要前提便是打好腹腔镜手术技术基础。其次，严格把握适应证也有利于 NOSES 技术的高效学习。结合《结直肠肿瘤经自然腔道取标本手术专家共识（2019 版）》，NOSES 技术的适应证除常规的腹腔镜手术要求外，还应该满足：①肿瘤浸润深度应以 T2~T3 为宜；②经直肠取标本肿瘤环周直径 <5cm；经阴道取标本肿瘤最大环周直径 <5-7cm 为宜，患者 BMI 应 <30。严格把握适应证可以帮助外科医师快速平稳地度过学习曲线。

纵观整个 NOSES 手术过程，作为一项创新的技术，其最核心的创新点便在于标本的取出、肠系膜的裸化以及消化道的重建。诸如蔡建春教授团队发明的"蔡氏套管器""肠系膜裸化的蔡氏三步法"以及创新性使用的"推结器打结法固定抵钉座"就是针对这三个关键创新性步骤因地制宜总结发明出的创新性方法，有效地缩短了手术时间，并预防了术后吻合口漏的发生。

NOSES 作为一个创新性的技术，依然有许多方面可以进一步创造和探索，此外，理论基础知识的学习以及团队合作默契的训练对提高 NOSES 技术也具有重要意义。

温馨提示：腔镜技术有基础，理论学习多读书，组建团队很关键，总结经验少走弯。

（蔡建春　许淑镇）

13 NOSES 的学习曲线长吗?

　　NOSES 虽然是一项新的技术,但是其主要步骤肠管切除、淋巴结清扫、系膜游离等,与传统腹腔镜手术相比并无太大差异。与传统腹腔镜结直肠手术的学习曲线相比,NOSES 的学习曲线对于大多数普外科医师特别是结直肠外科医师来说并不长,在经过培训后均可顺利开展此技术。回顾腹腔镜结直肠手术的学习曲线,我们可以发现,在 10 多年前腹腔镜结直肠癌根治术在我国开展初期,福建医科大学附属协和医院池畔教授团队便已经分析了当时这一新术式的学习曲线,他们纳入了 50 例患者,研究结果显示腹腔镜结直肠手术的学习曲线大约在 40 例即可达到熟练程度。而近期,王锡山教授团队开展了经自然腔道取标本的腹腔镜直肠及乙状结肠癌根治术学习曲线分析,综合分析了入组 100 例进行 NOSES 的患者,其结果显示可将 44 例定义为 NOSES学习曲线的临界值。同时,蔡建春教授团队开展的使用"蔡氏套管器"经自然腔道取标本手术截至目前已开展将近 150 例,研究显示其团队学习曲线的临界值为 30 例,前后的各项指标如手术时间、出血量等均有改善。由此可见,与传统的腹腔镜结直肠根治术相比,NOSES 的学习曲线并不长。另外,王锡山教授团队还对 100 例入组病例进行了学习过程的安全性分析,比较度过学习曲线临界值前、后两组,即前 44 例与后 56 例,结果显示:肿瘤病理方面,肿瘤直径、肿瘤性质、分化程度、清扫淋巴结数量、阳性淋巴结数量、TNM 分期及肿瘤复发高危因素指标差异均无统计学意义;标本取出途径、术中估计出血量、下切缘距离与环周切缘情况差异均无统计学意义;术后情况与并发症方面,术后首次排气排便时间、术后并发症发生率两组相比差异无统计学意义。综上表明,NOSES 的学习过程安全,适合具有传统腹腔镜结直肠手术经验的团队开展。

　　温馨提示:学习曲线并不长、三十例后有保障、腔镜经验是基础,团队配合很重要。

(蔡建春　许淑镇)

14 NOSES 的手术时间长吗?

NOSES 是全腹腔镜下手术操作,其中包括镜下肠管的离断、抵钉座的置入、经自然腔道取标本、消化道的重建等复杂操作,相对于传统腹腔镜手术来说,首先,NOSES 操作空间更小,手术难度更大,对术者技术水平的要求更高,理论上手术的时间会有所延长;其次,NOSES 经由自然腔道取标本时,蔡氏套管器、标本保护套等保护性器械置入前的消毒、扩肛等准备工作,以及经阴道取标本时阴道后穹隆的切开、缝合操作等都会增加部分手术时间。但是,NOSES 却省去了腹部辅助切口、气腹重建的操作过程,从另一方面又缩短了部分手术时间。因此,NOSES 的时间与传统腹腔镜手术时间是基本持平或者略有延长的。目前国外进行的多项病例对照研究和两项随机对照试验的结果都显示了 NOSES 与传统腹腔镜手术时间相近。一项回顾性病例对照研究表明 NOSES 平均手术时间大约延长了 15 分钟。笔者团队前期回顾性对照研究结果中,NOSES 组比传统腹腔镜组手术时间约多 70 分钟。而随后的随机对照研究显示,NOSES 组比传统腹腔镜组手术时间仅多出约 30 分钟。综上所述,NOSES 相对于传统腹腔镜手术,手术时间略有延长,但是差距较小,同时随着术者手术熟练程度的提高,两者手术时长差距会进一步缩小,手术时长将趋于相近。

温馨提示:初学时间可能长、操作步骤遵规章、熟能生巧莫惆怅、最终时长都相仿。

(蔡建春　许淑镇)

NOSES 的陷阱与对策有哪些?

众所周知,NOSES 作为一种微创中的微创手术,是近几年新兴起来的一系列术式。笔者在开展之初,也曾挫折过、跌倒过、彷徨过。然而这阻止不了我们对 NOSES 的热爱和追求,因为笔者认定它是一种医患共赢的好技术,它是未来微创外科发展的趋势和方向之一,它能够给患者带来幸福感,给医师带来成就感。现将笔者早年开展 NOSES 过程中遇到的陷阱分享出来与大家共勉,希望自己吃一堑,行业长一智。

(1)低位直肠癌 NOSES Ⅰ式外翻过程中可能会碰到两个陷阱:

1)直肠远端游离不够,导致外翻后肿瘤距肛缘太近,离断时肿瘤距下切缘的距离可能存在不足的尴尬局面(图 6-8)。

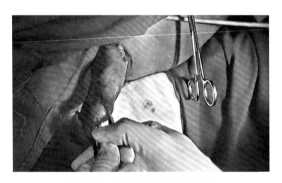

图 6-8　NOSES 外翻术式

2)直肠系膜游离长度不足,导致直肠残端外翻后闭合切割困难的尴尬局面。尤其是肠系膜相对肥厚的患者,此时直肠游离的位置足够低,但肠系膜游离的长度不够长,即"瘦身"长度不够,顺利外翻到肛门外了,但是由于"瘦身"长度不够,切割闭合器(如弧型、直线型切割闭合器等)夹持组织过多,导致切割闭合困难,最后不得已还要将肠管再次送回腹腔再次游离(图 6-9)。

原因:术中主刀认为直肠远端和直肠系膜游离的长度足够,存在侥幸心理,图省事,结果欲速则不达。

对策:直肠远端一定要游离到肛提肌裂孔平面,直肠系膜一定要游离至少3cm 以上,这样直肠残端外翻后才能从容切割离断(图 6-10)。

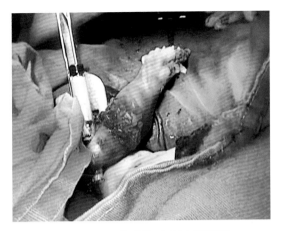

图 6-9　弧型切割闭合器离断肠管

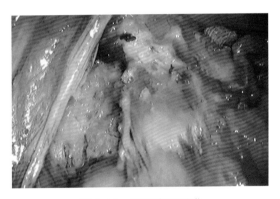

图 6-10　裸化直肠系膜

（2）抵钉座"石沉大海"：在 NOSES 开展的初期，为了遵循无菌无瘤的原则，笔者尝试过从主操作孔放置抵钉座，结果遇到一个肥胖的患者，抵钉座顺利放入腹腔后就找不到了（图 6-11），石沉大海，不论怎么翻腾腹腔，就是找不到，最后不得已又延长切口，靠手的触觉才发现抵钉座的藏匿处，结果患者术后切口脂肪液化、感染，换药近一个月才痊愈。

原因：由于患者肥胖，腹腔充满大网膜和肠管，剩余空间不足，抵钉座隐藏在了小肠间隙之中，靠缺乏触觉感的腹腔镜器械寻找就好比大海捞针，甚是困难。

对策：放置抵钉座时一定要在镜头的监视下放置，同时最好在抵钉座上捆绑一根长长的丝线，即使抵钉座陷入丛林中，但狐狸的尾部还会裸露在外面，便于猎人及时发现捕捉之（图 6-12、图 6-13）。

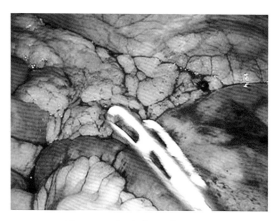

图 6-11　探查"寻找"抵钉座

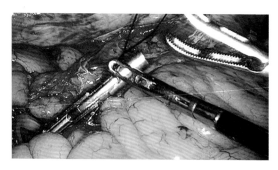

图 6-12　抵钉座挂线反穿刺

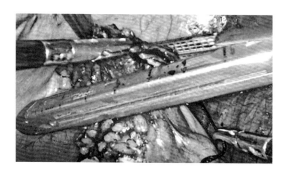

图 6-13　闭合乙状结肠残端

温馨提示：术中陷阱不可怕，慢慢摸索别掉下，认真找到陷阱处，千万别再犯错误。

（胡军红　李兴旺）

参考文献

［1］王锡山.经自然腔道取标本手术——结直肠肿瘤 [M].北京：人民卫生出版社，2016.

［2］WANG X S. Natural Orifice Specimen Extraction Surgery——Colorectal Cancer [M]. Berlin: Springer, 2018.

［3］王锡山.3D腹腔镜经自然腔道取标本手术——结直肠肿瘤系列 [M/CD].北京：人民卫生电子音像出版社，2018.

［4］王锡山.经自然腔道取标本手术学——胃肠肿瘤 [M].2版，北京：人民卫生出版社，2018.

［5］王锡山.经自然腔道取标本手术学——腹盆腔肿瘤 [M].3版，北京：人民卫生出版社，2019.

［6］中国 NOSES 联盟，中国医师协会结直肠肿瘤专业委员会 NOSES 专委会.结直肠肿瘤经自然腔道取标本手术专家共识 (2017) [J]. 中华结直肠疾病电子杂志，2017, 6 (4): 266-272.

［7］关旭，王贵玉，周主青，等.79家医院718例结直肠肿瘤经自然腔道取标本手术回顾性研究 [J]. 中华结直肠疾病电子杂志，2017, (6): 469-477.

［8］王锡山.结直肠肿瘤 NOSES 术关键问题的思考与探索 [J/CD]. 中华结直肠疾病电子杂志，2018, 7 (4): 315-319.

［9］韩俊毅，傅传刚，周主青，等.经直肠标本取出式 3D 腹腔镜低位直肠癌前切除术远切端两种处理方式对比研究 [J/CD]. 中华结直肠疾病电子杂志，2018, 7 (4): 326-331.

［10］牛正川，韦烨，朱德祥，等.机器人腹部无切口直肠癌前切除术 [J/CD]. 中华结直肠疾病电子杂志，2018, 7 (4): 332-336.

［11］马全民，申占龙，刘凡，等.经肛全直肠系膜切除与腹腔镜全直肠系膜切除术后肛门功能的比较 [J/CD]. 中华结直肠疾病电子杂志，2018, 7 (4): 337-341.

［12］彭健，丁成明，贾泽民，等.NOSES 结直肠癌根治术后腹腔冲洗液肿瘤细胞学检测及细菌培养结果分析 [J/CD]. 中华结直肠疾病电子杂志，2018, 7 (4): 342-346.

［13］王玉柳明，张骞，郁雷，等.同时性多原发结直肠癌经自然腔道取标本手术临床分析 [J/CD]. 中华结直肠疾病电子杂志，2018, 7 (4): 347-352.

［14］李兴旺，李柄辉，胡军红，等.3D腹腔镜右半结肠癌根治术经阴道取标本的应用体会 [J/CD]. 中华结直肠疾病电子杂志，2018, 7 (4): 353-357.

［15］张诗峰，丁志杰，袁思波，等.NOSES 左结直肠癌根治术取标本困难病例的回顾性

分析 [J/CD]. 中华结直肠疾病电子杂志 , 2018, 7 (4): 358-361.

［16］汤庆超 , 王贵玉 , 陈瑛罳 , 等 . NOSES 手术在直肠癌 ERAS 治疗中的应用 [J/CD]. 中华结直肠疾病电子杂志 , 2018, 7 (4): 362-367.

［17］何亮 , 陈羽佳 , 孙东辉 . TEM 器械联合塑料保护套经肛门取标本法在直肠癌 NOSES 中应用七例 [J/CD]. 中华结直肠疾病电子杂志 , 2018, 7 (4): 373-376.

［18］史云天 , 胡清林 . 腹腔镜下直肠低位前切除经肛门取标本手术八例 [J/CD]. 中华结直肠疾病电子杂志 , 2018, 7 (4): 377-380.

［19］刘金超 , 于刚 , 荣震 . 经自然腔道取出标本的全腹腔镜远端胃癌根治术 (Uncut Roux-en-Y 吻合) 七例报告 [J/CD]. 中华结直肠疾病电子杂志 , 2018, 7 (4): 381-384.

［20］邱健 , 刘瑞廷 , 张剑 , 等 . 经阴道拖出标本在老年女性中低位直肠癌手术中的应用 [J/CD]. 中华结直肠疾病电子杂志 , 2018, 7 (4): 385-388.

［21］杨润坤 , 关旭 , 王锡山 . 一例腹部无辅助切口经肛门拖出标本的腹腔镜下全结肠切除术 (NOSES IX 式) [J/CD]. 中华结直肠疾病电子杂志 , 2018, 7 (4): 389-392.

［22］高志峰 , 马天翼 , 汤庆超 , 等 . 腹部无辅助切口 3D 腹腔镜下全结肠切除术治疗顽固性便秘一例 [J/CD]. 中华结直肠疾病电子杂志 , 2018, 7 (2): 193-195.

［23］王锡山 . 中国 NOSES 面临的挑战与展望 [J/CD]. 中华结直肠疾病电子杂志 , 2018, 7 (1): 2-7.

［24］王锡山 . 经自然腔道取标本手术和经自然腔道内镜手术及经肛全直肠系膜切除术的应用前景与挑战 [J]. 中华胃肠外科杂志 , 2018, 21 (8): 856-861.

［25］汤东 , 王伟 , 王杰 , 等 . NOSES 金陵术治疗顽固性便秘附二例报告 [J/CD]. 中华结直肠疾病电子杂志 , 2018, 7 (1): 74-78.

［26］中国 NOSES 联盟 , 中国医师协会结直肠肿瘤专业委员会 NOSES 专委会 . 结直肠肿瘤经自然腔道取标本手术专家共识 (2019 版) [J/CD]. 中华结直肠疾病电子杂志 , 2019, 8 (4): 336-342.

［27］中国经自然腔道取标本手术联盟 . 胃癌经自然腔道取标本手术专家共识 (2019 版) [J]. 中华胃肠外科杂志 , 2019, 22 (8): 711-714.

［28］王玉柳明 , 张骞 , 郁雷 , 等 . 结直肠肿瘤经自然腔道取标本手术 203 例回顾性研究 [J/CD]. 中华结直肠疾病电子杂志 , 2019, 8 (1): 32-37.

［29］王松 , 于刚 , 王占 , 等 . 腹部无辅助切口经肛门取标本的全腹腔镜胰十二指肠切除术 (附视频) [J]. 中华结直肠疾病电子杂志 , 2019, 8 (1): 106-108.

［30］刘昊 , 刘琪 , 栾玉松 , 等 . 腹部无辅助切口经直肠拖出标本的腹腔镜根治性远端胃大部切除术改良三角吻合 (附视频) [J/CD]. 中华结直肠疾病电子杂志 , 2019, 8 (3): 322-324.

［31］潘华峰 , 江志伟 . NOSES 在腹腔镜结直肠手术中的应用进展 [J/CD]. 中华结直肠疾病电子杂志 , 2019, 8 (4): 395-397.

［32］徐家明 , 王杰 , 刘佳文 , 等 . NOSES 金陵术治疗顽固性便秘疗效观察附八例报道 [J/CD]. 中华结直肠疾病电子杂志 , 2019, 8 (4): 398-402.

［33］孙鹏 , 李景文 , 耿长辉 , 等 . 腹部无辅助切口经直肠取标本的腹腔镜下右半结肠癌根治术 (CRC-NOSES- VIII 式 B 法) (附视频) [J/CD]. 中华结直肠疾病电子杂志 , 2019, 8 (4): 424-427.

［34］马晓龙 , 陈海鹏 , 李国雷 , 等 . 一例腹部无辅助切口经阴道拖出标本的 3D 腹腔镜小肠

系膜间质瘤切除术 (附视频) [J/CD]. 中华结直肠疾病电子杂志 , 2019, 8 (4): 428-432.

［35］陈海鹏 , 马晓龙 , 卢召 , 等 . 下腹部外横内纵小切口取标本的全腹腔镜下右半肠癌根治术 (右半类 NOSES 术) [J]. 中国肿瘤外科杂志 , 2019, 11 (1): 10-14.

［36］陈海鹏 , 赵志勋 , 关旭 , 等 . 经自然腔道取标本手术联合 Parks 术在低位直肠癌保肛手术中的临床研究 [J]. 腹腔镜外科杂志 , 2018, 23 (11): 836-840.

［37］陈海鹏 , 马晓龙 , 原皓 , 等 . 全腹腔镜下吻合、下腹部外横内纵切口取标本术 (类 -NOSES) 在结直肠癌中的应用效果 [J]. 结直肠肛门外科 , 2019, 25 (3): 253-258.

［38］胡军红 , 李兴旺 . 稳步发展和渐趋成熟的 NOSES 技术 [J]. 中国普通外科杂志 , 2019, 28 (4): 383-386.

［39］胡军红 , 周世灿 , 李兴旺 , 等 . 抵钉座体外置入法经肛门外翻切除标本腹部无辅助切口腹腔镜低位直肠癌根治术的近期疗效 [J]. 中国肿瘤外科杂志 , 2019, 11 (1): 21-25.

［40］李兴旺 , 陈河金 , 胡军红 , 等 . 改良抵钉座体外置入法在经肛门外翻切除标本腹部无辅助切口腹腔镜低位直肠癌根治术中的应用 [J]. 中华胃肠外科杂志 , 2018, 21 (8): 913-917.

［41］汤庆超 , 陈瑛罡 , 王锡山 , 等 . 腹部无切口经阴道拉出切除标本的腹腔镜中位直肠癌根治术 [J]. 中华胃肠外科杂志 , 2014, (12): 1233-1235.

［42］LI X W, WANG C Y, ZHANG J J, et al. Short-term efficacy of transvaginal specimen extraction for right colon cancer based on propensity score matching: a retrospective cohort study [J]. Int J Surg, 2019. 72: 102-108.

［43］HU J H, LI X W, WANG C Y, et al. Short-term efficacy of natural orifice specimen extraction surgery for low rectal cancer [J]. World J Clin Cases, 2019, 7 (2): 122-129.

［44］SUN P, WANG X S, LIU Q, et al. Natural orifice specimen extraction with laparoscopic radical gastrectomy for distal gastric cancer: A case report [J]. World J Clin Cases. 2019, 7 (24): 4314-4320.

［45］LIU Z, EFETOV S, GUAN X, et al. A Multicenter Study Evaluating Natural Orifice Specimen Extraction Surgery for Rectal Cancer [J]. J Surg Res. 2019, 243: 236-241.

［46］ZHOU S, WANG X, ZHAO C, et al. Can transanal natural orifice specimen extraction after laparoscopic anterior resection for colorectal cancer reduce the inflammatory response？ [J]. J Gastroenterol Hepatol. 2019.

［47］HAO S Z, ZHANG J J. The application value of concept of enhanced recovery after surgery in patients with colorectal carcinoma after natural orifice specimen extraction surgery [J]. Chinese Journal of Oncology. 2019, 23; 41 (10): 796-800.

［48］ZHOU S, WANG X, ZHAO C, et al. Comparison of short-term and survival outcomes for transanal natural orifice specimen extraction with conventional mini-laparotomy after laparoscopic anterior resection for colorectal cancer [J]. Cancer Manag Res. 2019.

［49］GUAN X, LIU Z, LONGO A, et al. International consensus on natural orifice specimen extraction surgery (NOSES) for colorectal cancer [J]. Gastroenterol Rep. 2019; 7 (1): 24-31.

［50］NG H I, SUN W Q, ZHAO X M, et al. Outcomes of trans-anal natural orifice specimen extraction combined with laparoscopic anterior resection for sigmoid and rectal carcinoma: An observational study [J]. Medicine. 2018. 97 (38): e12347

［51］傅传刚, 周主青, 韩俊毅, 等. 中高位直肠癌和乙状结肠癌腹腔镜经直肠标本取出手术的保护措施 [J]. 中华胃肠外科杂志, 2017, 20 (10): 1151-1155.

［52］ZHANG X, ZHOU H, HOU H, et al. Totally laparoscopic resection with natural orifice specimen extraction for carcinoma of sigmoid colon and rectum: a feasible and innovative technique [J]. J Clin Gastroenterol. 2014; 48 (7): e57-61.

附录1

结直肠肿瘤经自然腔道取标本手术专家共识(2019版)

【摘要】近年来,结直肠肿瘤经自然腔道取标本手术(NOSES)在我国发展迅速。我国《结直肠肿瘤经自然腔道取标本手术专家共识(2017版)》及国际《结直肠肿瘤经自然腔道取标本手术专家共识》相继发布,这些共识对我国乃至国际NOSES手术规范化开展起到了重要作用。然而,随着对NOSES理念技术的更新,目前结直肠肿瘤NOSES又得到进一步发展。基于此,在2017版共识基础上,再版修订并发布了新版《结直肠肿瘤经自然腔道取标本手术专家共识(2019版)》,新版共识对结直肠肿瘤NOSES理论技术体系进行了补充、更新和完善,以便更好指导临床实践。

【关键词】结直肠肿瘤;经自然腔道取标本手术;经直肠取标本;经阴道取标本;经口取标本;专家共识

经自然腔道取标本手术(natural orifice specimen extraction surgery,NOSES)在我国外科领域经历了一场前所未有历史变革,从一颗微创新星逐渐成为整个微创外科领域的热议话题。近年来,结直肠肿瘤NOSES更新速度非常快,

其理论技术体系也发生很大变化,2017年发布的《结直肠肿瘤经自然腔道取标本手术专家共识(2017版)》中很多内容也无法满足目前NOSES手术的临床需要。基于此,中国医师协会结直肠肿瘤专业委员会NOSES专委会及中国NOSES联盟的数十位专家,在2017版共识的基础上,共同再版起草了《结直肠肿瘤经自然腔道取标本手术专家共识(2019版)》(以下简称《共识》),该版《共识》对NOSES的整个理论技术体系进行了补充、更新和完善,并针对结直肠NOSES多方面问题进行阐述,进而更好地指导临床实践,促进NOSES手术的规范开展。

一、NOSES定义及相关概念

1. NOSES定义

NOSES定义:使用腹腔镜、机器人、肛门内镜微创手术(transanal endoscopie miorosurgery,TEM)或软质内镜等设备平台完成腹盆腔内各种常规

手术操作(切除与重建),经人体自然腔道(直肠、阴道或口腔)取标本的腹壁无辅助切口手术。术后患者腹壁没有取标本切口,仅存留几处微小戳卡瘢痕,表现出极佳的微创效果。目前,NOSES 已应用于腹盆腔内各个组织器官,包括结直肠、胃、小肠、肝胆、胰脾、泌尿系统及妇科等各个领域。

2. NOSES、NOTES 与 taTME 的关系

除 NOSES 外,经自然腔道内镜手术(natural orifice transluminal endoscopic surgery,NOTES)与经肛全直肠系膜切除术(transanal total mesorectal excision,taTME)也是自然腔道手术重要组成部分。NOTES 定义是指经口腔、胃、结直肠、阴道、膀胱、食管等自然腔道进入胸腔、腹腔,进行各种手术操作。NOTES 体表无任何可见瘢痕,所有手术操作均经自然腔道完成。taTME 定义是利用 TEM 或 TAMIS 平台,采用"由下而上"的操作路径,并遵循 TME 原则实施的经肛腔镜直肠切除手术。taTME 的特点主要概括为经肛逆向操作、腹壁无辅助切口。taTME 通过肛门完成直肠切除及标本取出,因此 taTME 是 NOTES 的一部分。NOTES 标本取出途径也是经自然腔道,从这个角度讲 NOTES 也应为 NOSES 一部分。三者关系见附图 1-1。

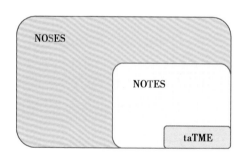

附图 1-1　NOSES、NOTES 与 taTME 的关系

3. 借道 NOSES 与类 -NOSES

随着对 NOSES 理念认识加深,为了规范相似手术方式的命名,本《共识》提出了借道 NOSES 与类 -NOSES 概念。借道 NOSES:使用腹腔镜器械、机器人、TEM 或软质内镜等设备完成腹盆腔内手术操作,借助于腹壁必要切口完成标本取出。如直肠癌联合肝转移瘤同期切除,手术标本经上腹肝手术切口取出,避免了下腹手术切口,减小了手术创伤。类 -NOSES:使用腹腔镜器械、机器人、TEM 或软质内镜等设备完成腹盆腔内手术操作,在无法避免腹壁取标本的辅助切口时,可选择经腹壁隐蔽切口或原手术切口(如阑尾炎切口或剖腹产切口)等腹壁切口取出标本。借道 NOSES 和类 -NOSES 都具有相似于 NOSES 理念,最大限度减少创伤,表现出疼痛轻、恢复快、美容效果好等多个

优点,故将二者也合并在 NOSES 理论体系中。

二、分类

根据取标本途径 NOSES 分三种,包括经肛门 NOSES 术、经阴道 NOSES 术与经口 NOSES 术(附图 1-2)。结直肠 NOSES 主要包括经肛门与经阴道两种取标本途径。肛门是结直肠 NOSES 应用最普遍的取标本途径,主要适用于标本小,容易取出的患者。由于阴道具有良好的延展性,主要适用于标本较大,无法经肛门取出的女性患者。

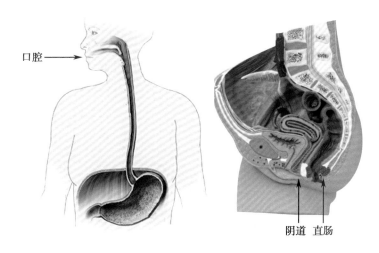

口腔

阴道　直肠

附图 1-2　NOSES 取标本途径

根据取标本方式 NOSES 可分为三种。①外翻切除式:先将标本上切缘离断,经肛门将标本外翻至体外,于体外直视下将标本下切缘离断,完成标本切除;②拉出切除式:将标本下切缘离断,经自然腔道(直肠或阴道)将标本拉出至体外,于体外直视下将标本上切缘离断,完成标本切除;③切除拖出式:将标本上、下切缘在腹腔内完全离断,经自然腔道(直肠或阴道)将标本拖出体外,完成标本的切除与取出。外翻切除式主要适用于低位直肠切除,拉出切除式主要适用于中位直肠切除。切除拖出式可应用于高位直肠、乙状结肠、左半结肠、右半结肠以及全结肠切除。此外,切除拖出式也是其它腹盆腔器官 NOSES 手术的主要取标本方式。

三、结直肠 NOSES 术式命名

目前,《共识》推荐的结直肠 NOSES 术式主要有十种,手术方式覆盖了结直肠各个部位。其中,直肠 NOSES 包括五类手术,分别针对高位、中位以及低位直肠;结肠 NOSES 包括五类手术,主要适用于左半结肠、右半结肠以及全结肠。NOSES 术式命名可以清晰完整反映出手术部位、手术方式、标本取出途径及标本取出方式等。为了便于书写记忆,每个术式均对应一个英文简称,具体手术命名及简称详见附表 1-1。

附表 1-1　结直肠 NOSES 术式及命名

术式简称	手术名称	取标本途径	肿瘤位置
CRC-NOSES Ⅰ (A、B、C、D、E、F 法)	腹部无辅助切口经肛门取标本的腹腔镜下低位直肠前切除术(癌根治术)	直肠	低位直肠
CRC-NOSES Ⅱ	腹部无辅助切口经直肠拉出切除标本的腹腔镜下中位直肠前切除术(癌根治术)	直肠	中位直肠
CRC-NOSES Ⅲ	腹部无辅助切口经阴道拉出切除标本的腹腔镜下中位直肠前切除术(癌根治术)	阴道	中位直肠
CRC-NOSES Ⅳ	腹部无辅助切口经直肠拖出标本的腹腔镜下高位直肠前切除术(癌根治术)	直肠	高位直肠 / 乙状结肠远端
CRC-NOSES Ⅴ	腹部无辅助切口经阴道拖出标本的腹腔镜下高位直肠前切除术(癌根治术)	阴道	高位直肠 / 乙状结肠远端
CRC-NOSES Ⅵ (A、B 法)	腹部无辅助切口经肛门拖出标本的腹腔镜下左半结肠切除术(癌根治术)	直肠	左半结肠 / 乙状结肠近端
CRC-NOSES Ⅶ	腹部无辅助切口经阴道拖出标本的腹腔镜下左半结肠切除术(癌根治术)	阴道	左半结肠 / 乙状结肠近端
CRC-NOSES Ⅷ (A、B 法)	腹部无辅助切口经自然腔道拖出标本的腹腔镜下右半结肠切除术(癌根治术)	阴道 / 直肠	右半结肠
CRC-NOSES Ⅸ	腹部无辅助切口经肛门拖出标本的腹腔镜下全结肠切除术(癌根治术)	直肠	全结肠
CRC-NOSES Ⅹ	腹部无辅助切口经阴道拖出标本的腹腔镜下全结肠切除术(癌根治术)	阴道	全结肠

随着对 NOSES 理论体系认识加深，NOSES Ⅰ式又得到了进一步更新完善，共包括六种操作方式：NOSES Ⅰ式 A 法（外翻法）、B 法（改良外翻法）、C 法（结肠肛管吻合术，Parks 法）、D 法（经括约肌间隙切除术，ISR 法）、E 法（结肠经肛管拉出术，Bacon 法）、F 法（Petr V.Tsarkov 提出）。此外，NOSES Ⅵ式也更新为两种方法，A 法为经直肠断端取标本，B 法为切开直肠取标本。NOSES Ⅷ式也包括两种方法，A 法为经阴道取标本，B 法为切开直肠取标本。

四、适应证与禁忌证

在 NOSES 临床实践中，合理选择适应人群是开展 NOSES 的重要前提。由于 NOSES 是基于常规微创设备平台完成的，因此 NOSES 必须先满足常规微创手术适应证的基本要求，主要包括：①手术团队一定要具备丰富的腹腔镜手术经验，并能熟练完成全腔镜下消化道重建；②不能用于局部晚期肿瘤；③不适用于肿瘤引起的急性肠梗阻和肠穿孔；④需进行全腹腔探查；⑤需考虑术前病灶定位。

NOSES 需经自然腔道完成标本取出，这对 NOSES 适应证也提出了具体要求，主要包括：肿瘤浸润深度以 T2~T3 为宜，经肛门取标本要求标本最大环周直径 <5cm 为宜，经阴道取标本要求标本最大环周直径 5~7cm 为宜。在临床工作中，可以根据肠系膜肥厚程度、自然腔道解剖结构等情况，灵活掌握手术适应证。良性肿瘤、Tis、T1 期肿瘤病灶较大，无法经肛门切除或局切失败者，也是 NOSES 的合理适应证。NOSES 相对禁忌证包括肿瘤病灶较大、肠管系膜肥厚、患者过度肥胖（BMI ≥ 30kg/m^2）。此外，合并肛周疾病或肛门狭窄者不建议开展经直肠 NOSES，合并妇科急性感染、阴道畸形或未婚未育以及已婚计划再育的女性，不建议开展经阴道 NOSES。

目前，临床也有一些特殊 NOSES 病例报道，包括局部晚期结直肠癌、多原发癌、联合脏器切除、多脏器切除 NOSES 术等。但由于缺少循证医学证据支持，本《共识》不建议广泛推广，仅限于有经验手术团队选择性开展。肿瘤位置对于直肠 NOSES 手术方式的选择至关重要，因此十分有必要对直肠分段进行准确界定。本《共识》建议直肠分段的判断标准以齿状线为标志，具体分段建议如下：距齿状线 5cm 以内为下段直肠，距离齿状线 5~10cm 为中段直肠，距离齿状线 10cm 以上称为上段直肠。以此为依据对直肠进行分段，并选择 NOSES 术式（附图 1-3）。

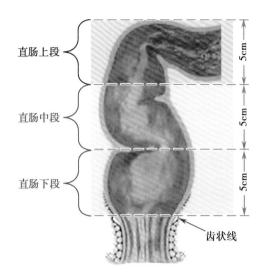

附图 1-3　以齿状线为标志的直肠分段

五、设备平台与术前准备

1. 手术器械平台

目前,NOSES 设备平台主要是 2D 腹腔镜器械设备,只要有腹腔镜设备的中心均可开展 NOSES。此外,3D 腹腔镜、达芬奇机器人等也均可完成 NOSES,但不同设备平台各有优势。3D 腹腔镜使操作视野更加清晰逼真,可以使手术操作更加精准确切;达芬奇机器人过滤了人手的细微抖动,使操作更加稳定、灵活。

此外,经自然腔道取标本需要一个工具协助标本取出,避免标本与自然腔道接触,取标本工具主要分硬质和软质两种。软质工具有更好的可塑性和弹性,不受标本大小限制,只要自然腔道条件允许,均可以取出,主要包括切口保护套、电线保护套、无菌标本袋等。硬质设备韧性更好,具有良好的支撑作用,标本环周径小于设备口径时,可以顺利将标本取出,但标本环周径大于设备口径,标本将很难取出。硬质工具主要包括塑料套管、经肛内镜、TEM 设备套管等。目前,临床中也有硬质、软质工具联合应用或使用双重软质工具等多重保护手段,进一步确保无菌无瘤原则。

2. 肠道与阴道准备

经自然腔道取标本及全腔镜下消化道重建对患者的肠道与阴道准备提出了更高要求。如术前准备不充分,很容易导致引起医源性腹腔感染。因此,本《共识》推荐 NOSES 术前必须进行良好的肠道与阴道准备,这也是术中无菌操作的重要前提和保障。

3. 术前评估

术前准确判断肿瘤位置、大小及浸润深度是选择结直肠 NOSES 手术方案重要前提。目前,直肠肿瘤术前分期最主要的检查方法主要是盆腔 MRI。盆腔 MRI 可以对直肠系膜肥厚程度进行测量,这也便于术前评估取标本难易程度。结肠肿瘤患者术前需进行腹部增强 CT 检查,明确肿瘤位置、大小及浸润深度。对于肿瘤病灶小、未侵及浆膜或肿瘤已于术前内镜下切除的结肠肿瘤患者,由于这部分患者术中腹腔镜下肿瘤定位困难,术前或术中需采取一定手段协助肿瘤定位。本《共识》建议对于存在肿瘤定位困难的高危患者,术前可行结肠三维重建 CT、经内镜注射染色剂等方法进行肿瘤定位。

六、体表入路与术中探查

腹腔镜戳卡数目及位置选择对 NOSES 手术操作及团队配合影响很大,本《共识》建议结直肠 NOSES 体表入路为五孔法。观察孔主要位于脐上、脐下或脐窗内,术者操作孔摆放需根据肿瘤位置决定,一般情况下病灶与术者左右手操作孔的空间布局需构成三角形,切勿将三者置于同一水平线。

结直肠肿瘤 NOSES 术必须进行全面细致的探查,本《共识》建议从三个方面进行手术探查:①全腹盆腔探查:探查顺序为肝脏、胆囊、胃、脾脏、大网膜、结肠、小肠及系膜表面和盆腔各脏器,确保无遗漏;②肿瘤探查:明确肿瘤大小、位置及浸润深度,判定开展 NOSES 的可行性以及手术方式选择。对于中低位直肠肿瘤,建议术中再次行指诊检查;③解剖结构判定:充分暴露术野后,观察结肠及其系膜血管长度、走行以及肠系膜肥厚程度,明确标本能否经肛门或阴道拉出体外。

七、无菌操作与无瘤操作

无菌术和无瘤术不仅 NOSES 需要面对,在开腹手术或常规腹腔镜手术中也同样涉及,因此需客观、理性看待这一问题。为确保 NOSES 术中无菌术与无瘤术实施,本《共识》建议从以下几个方面进行把控。首先,术者要具有良好的无菌与无瘤观念,这是任何手术操作都需具备的大前提;第二,术前必须进行充分肠道和阴道准备;第三,必须掌握一定的手术操作技巧,重视手术团队的整体配合,尤其是消化道重建和标本取出环节,这是完成高质量 NOSES 手术的核心步骤,比如腹腔内碘附纱布条妙用、助手吸引器的密切配合、经肛门注入碘附水灌洗肠腔、大量碘附蒸馏水冲洗术区、取标本保护套的使用等一系列操作技巧,均能够降低腹腔污染和肿瘤种植发生的风险;第四,抗肿瘤药物及抗菌药物的合理使用。本《共识》建议对有高危复发风险的结直肠癌患者,特别是肿瘤侵及浆膜、有淋巴结转移、腹腔冲洗液细胞学检查游离癌细胞为阳性或可疑阳性者、术中瘤体被过度挤压或瘤体破裂者等可进行腹腔化疗。术中将化疗药物注入腹腔直接作用于腹腔内种植和脱落的癌细胞,维持腹腔内较高的有效药物浓度,是治疗和预防结直肠癌腹腔种植转移的重要手段之一。目前,可用于结直肠癌腹腔灌注的药物包括 5- 氟尿嘧啶植入剂、洛铂、肿瘤坏死因子、雷替曲塞等。术中无瘤操作及预防腹腔种植复发的干预措施是积极的,并已有证据支持,但仍还需要更高级别的证据。

八、消化道重建

NOSES 手术需在全腔镜下进行消化道重建,这也是 NOSES 手术的重点和难点环节。本《共识》建议 NOSES 手术消化道重建应遵循开腹和常规腹腔镜手术消化道重建原则,包括以下几方面:①确保肿瘤根治性切除前提下,根据切除结直肠的范围,选择安全可行的消化道重建方式;②术中要确保吻合口张力小、血运好,并保证吻合口通畅无狭窄;③保证肿瘤功能外科原则,减少不必要组织损伤,并兼顾消化道生理功能;④对于直肠癌低位、超低位吻合保肛手术,如存在吻合口漏高危风险或患者进行了新辅助放化疗,酌情进行回肠保护性造口。

1. 消化道重建方式选择　结直肠消化道重建主要包括结肠 - 直肠吻合、结肠 - 结肠吻合、回肠 - 结肠吻合、结肠 - 肛管吻合。结肠 - 直肠吻合主要有两种方式,即结肠 - 直肠端 - 端吻合、结肠 - 直肠侧 - 端吻合,直肠 NOSES 手术消化道重建推荐端 - 端吻合。结肠 - 结肠吻合适用于横结肠、左半结肠切除,吻合方式可以分为端 - 端吻合、侧 - 侧吻合。回肠 - 结肠吻合适用于右半结肠切除,多采用直线切割闭合器进行侧 - 侧吻合,侧 - 侧吻合又包括功能性端 - 端吻合与功能性侧 - 侧吻合(顺蠕动)。结肠 - 肛管吻合主要适用于全直肠切除,吻合方式多为经肛门手工吻合。

2. 消化道重建注意事项　吻合前必须检查肠壁血运、吻合口张力、系膜方向是否扭转;吻合后检查吻合口渗漏、是否有出血、通畅程度等情况,检查方法包括充气注水试验、术中肠镜检查等。对于吻合不确切者,可于腹腔镜下进行吻合口加固缝合。对于中低位直肠吻合保肛手术,也可采取经肛门吻合口加固缝合。完成消化道重建后,需在吻合口旁放置引流管,进行通畅引流。

九、手术标本取出

经自然腔道取标本是 NOSES 手术最具特色的核心手术步骤,也是最受关注和热议的手术环节。经自然腔道取标本操作体现很强的个体差异,既与患者自然腔道解剖生理状况有关,也与医师对取标本的认知水平和操作经验有关。本《共识》对取标本操作原则概括为以下三方面:第一,严格掌握各种取标本手术操作的适应证要求;第二,取标本途径选择需遵循肿瘤功能外科原则和损伤效益比原则,最大限度减少因取标本操作给患者带来的损伤;第三,充分掌握取标本的操作规范,严格遵守无菌、无瘤操作原则。

1. 经直肠断端取标本

目前,经肛门取标本包括两种方式,一种为经直肠断端取标本,另一种为经直肠切口取标本。经直肠断端取标本是目前结直肠 NOSES 术应用最广、创伤最小的首选取标本途径。为兼顾取标本操作的安全性与可行性,本《共识》对该操作规范要求如下:术中取标本前必须进行充分扩肛,用大量碘附水冲洗直肠断端;取标本前需置入无菌保护工具避免标本与自然腔道接触;取标本过程中需轻柔缓慢操作,避免暴力拉拽破坏标本完整性;如取标本阻力较大,可让麻醉医师适当给予肌松药物,降低肛门括约肌张力。经肛门取标本是否会损伤肛门括约肌以及影响排便功能,是 NOSES 手术关注的焦点问题。结合目前研究结果可知,经肛门取标本并没有明显增加肛门损伤的风险。

2. 经直肠切口取标本

经直肠切口取标本是另一种经肛门取标本操作,该途径主要适用于男性右半结肠或左半结肠切除的患者。该取标本方式增加了一处直肠切口,增加了术后肠漏风险,因此手术前必须与患者及家属进行充分沟通并取得同意才可开展该手术。经直肠切口取标本存在两处操作难点:第一,如何使标本顺利经肛门取出,该操作要点与经直肠残端取标本一致。第二,如何选择直肠切口以及具体操作规范。本《共识》建议直肠切口位置应选择在直肠上段前壁,切口大小约 3cm,切口方向平行于肠管走形,肠管切开时勿损伤对侧肠壁。肠管切口缝合建议采用自切口远端向近端的连续缝合,缝合后需进行充气注水试验检测直肠切口是否缝合完整。

3. 经阴道切口取标本

对于经阴道取标本手术,阴道切开与缝合是手术的操作难点。本《共识》推荐阴道切口位置为阴道后穹隆,后穹隆便于腹腔镜下寻找和暴露,具有良好愈合能力,周围无重要血管神经,对患者性生活影响小。阴道切开包括腹腔镜下切开和经阴道切开,术者可根据操作习惯进行选择。阴道切口长度建议 3~4cm,方向为横行切开,切开深度为阴道壁全层,完成标本取出后,需经腹腔冲洗阴道。阴道切口缝合包括经阴道缝合和腹腔镜下缝合,缝合方式多采用倒刺线从阴道切口一端向另一端进行连续全层缝合,缝合后需行阴道指诊检查切口是否缝合确切。

十、并发症的预防及处理

NOSES 手术并发症主要包括两方面,即常规腹腔镜手术的共性问题以及 NOSES 独有的问题。由于篇幅限制,本《共识》仅阐述五种常见手术并发症的预防及处理。

1. 吻合口漏

吻合口漏的发生包括局部因素、全身因素及技术因素,全身因素有营养状态不良、术前行放化疗等情况。局部因素包括吻合口血运障碍、张力大、周围感染、肠管水肿等。吻合技术相关因素包括缝合不严密、机械压榨强度较大等问题。因此,有效预防吻合口漏必须从以上三方面进行把控。目前,我国 79 家中心开展的 NOSES 研究结果显示,NOSES 术后吻合口漏的发生率为 3.5%。吻合口漏确诊后应尽早治疗,局部通畅引流、控制感染是早期治疗的关键。大多数吻合口漏通过引流冲洗能达到自愈。如长时间不能自愈应考虑手术治疗,可行粪便转流术或再次行肠切除吻合。虽然 NOSES 术不增加吻合口漏发生,但术者需做好预防,要保证吻合口良好血运、无张力、无感染。

2. 腹腔感染

腹腔感染是结直肠 NOSES 手术备受关注的并发症之一。根据我国一项多中心研究结果表明,仅有 0.8% 的患者 NOSES 术后出现腹腔感染。结直肠 NOSES 发生腹腔感染的原因主要包括以下几点:术前肠道准备不充分、术中无菌操作不规范、术后吻合口漏、腹腔引流不充分等因素。因此,腹腔感染的预防也必须防范上述几个危险因素。腹腔感染治疗原则包括一般治疗、全身支持治疗、抗感染治疗、腹腔引流治疗。如腹腔感染症状较重或有腹腔脓肿形成,经保守治疗无效或症状持续无好转,需行手术治疗。

3. 吻合口出血

吻合口出血是术后早期并发症之一,NOSES 手术多采用机械吻合,造成吻合口出血最主要原因是吻合口所在肠系膜裸化不全而存在血管,吻合钉未能有效闭合血管导致出血,吻合区域出血通常在术后 48 小时出现。根据我国多中心研究结果表明,0.9% 的 NOSES 患者术后出现了吻合口出血。吻合口出血关键在于预防,术中吻合肠管时,需仔细检查吻合口有无出血。必要时可于术中用腹腔镜联合内镜检查吻合口情况。如吻合口位置较低,可经肛加固缝合,如吻合口位置高,可于腹腔镜下进行缝合。

4. 腹腔出血

NOSES 术后腹腔出血通常是由于手术止血或血管结扎不牢固,或者患者有血液系统或其他系统疾病造成凝血功能障碍,未采取有效措施。腹腔出血预防关键在于术中仔细认真操作,确保血管结扎确切可靠,对于高龄或动脉硬化者,切忌过度裸化血管。术后少量出血可口服或肌注止血药物,密切观察病情变化。大量出血应密切关注血压、脉搏等生命体征,并作好随时手术探查的准备。

5. 直肠阴道瘘

直肠阴道瘘的原因可分为医源性和患者自身因素,其中前者与直肠阴道瘘的发生有重要关系。由于直肠癌病变位置较低,手术牵拉及视野不清容易导致阴道后壁被闭合在吻合口内或对阴道后壁造成挤压损伤。因此,良好的术野显露和吻合器击发前对阴道后壁关系的确认,对于预防直肠阴道瘘的发生尤为关键。此外,对于经阴道取标本的直肠患者,如术后出现直肠吻合口漏,也可能增加直肠阴道瘘风险。根据我国多中心研究结果表明,仅有 0.3% 的患者术后出现了直肠阴道瘘,虽发病率不高,但必须重视该并发症。对于直肠阴道瘘患者,特别是医源性直肠阴道瘘者,应慎重选择手术时机。

十一、临床研究开展及疗效评价

目前,结直肠 NOSES 相关研究虽然逐年增多,但多数研究结果的证据等级不足。因此,本《共识》推荐开展大样本、多中心、前瞻性的随机对照临床研究,得出更多高级别循证医学证据,来全面评估 NOSES 手术的近期远期疗效,得出更加科学可信的结论。结直肠 NOSES 的主要临床研究方向包括术中及术后并发症发生率、手术病理标本的评价、患者术后恢复情况、术后生活质量评价(包括疼痛评分、肛门功能、生理功能、家庭功能和心理状态等)、肿瘤局部复发率、无瘤生存时间和总体生存时间以及 NOSES 手术的卫生经济学评价。

NOSES 作为一项创新手术,外科医师必须重视 NOSES 手术的疗效评价。因此,本《共识》建议详细记录 NOSES 术患者的围术期各项指标,具体包括:术后首次排气时间(需精确到小时)、首次离床活动时间、首次进食时间、首次排便时间、术后住院天数、术后并发症情况(建议对并发症进行分级)。此外,还需随访患者各项功能性指标,包括排便功能评价、排尿功能评价、性功能评价、生活质量评价等。

目前,结直肠腹腔镜技术已广泛开展普及,多数外科医师均具有良好的腹腔镜手术经验,这为 NOSES 开展提供了有利的设备基础和保障。在此,强烈呼吁全国致力于开展 NOSES 术的各位外科同道,能够遵守并贯彻本《共识》中的具体要求,谨慎选择 NOSES 术适应人群,严格遵守无菌、无瘤原则,充分掌握手术操作技巧,进而达到 NOSES 开展的规范化、同质化,确保 NOSES 手术在我国能够健康有序、科学规范的开展。

【参考文献】(略)

附录2

胃癌经自然腔道取标本手术专家共识(2019版)

【摘要】目前,我国胃癌经自然腔道取标本手术(Natural orifice specimen extraction surgery,NOSES)受到越来越多的关注和重视。但由于该技术仍属起步阶段,无论是对理论体系的认识以及规范技术的实施仍有很大提高空间。因此,我国亟待一部行业共识来规范胃癌 NOSES 手术的实施和开展,这对我国 NOSES 手术健康有序地发展具有重要意义。

【关键词】胃癌;经自然腔道取标本手术;经直肠取标本;经阴道取标本;经口取标本;专家共识

近年来,经自然腔道取标本手术(Natural orifice specimen extraction surgery,NOSES)在我国的开展数量呈现逐年上升的趋势,并得到了行业内的普遍认可和推崇。胃癌 NOSES 手术是 NOSES 理论体系的重要组成部分,也是胃肠外科领域关注的热点话题。然而,胃癌 NOSES 手术在我国仍处于早期阶段,很多理念性及技术性的问题尚未达成统一共识。基于此,中国 NOSES 联盟组织全国数十位胃肠外科领域专家,联合妇科、内镜科、结直肠外科等相关学科专家,共同起草制定了我国首部《胃癌经自然腔道取标本手术专家共识(2019 版)》(以下简称《共识》)。本《共识》对胃癌 NOSES 手术的理论体系以及临床实践多个方面进行了全面阐述,为该技术在临床中的规范开展提供有力参考依据和行业准则。

一、NOSES 定义及相关概念

1. NOSES 定义

NOSES 定义:使用腹腔镜、达芬奇机器人、TEM 或软质内镜等设备平台完成腹盆腔内各种常规手术操作(切除与重建),经人体自然腔道(直肠、阴道或口腔)取标本的腹壁无辅助切口手术。术后患者腹壁没有取标本切口,仅存留几处微小戳卡瘢痕,表现出极佳的微创效果。目前,NOSES 已应用于腹盆腔内各个组织器官,包括结直肠、胃小肠、肝胆胰脾、泌尿系统及妇科等多个领域。

2. NOSES 相关概念

为了规范相似手术方式命名,本《共识》提出了借道 NOSES 与类 -NOSES 概念。借道 NOSES:使用腹腔镜器械、机器人、TEM 或软质内镜等设备完成腹盆腔内手术操作,借助于腹壁必要切口完成标本取出。如直肠癌联合肝转移瘤同期切除,手术标本经上腹肝手术切口取出,避免了下腹手术切口,减小了手术创伤。类 -NOSES:使用腹腔镜器械、机器人、TEM 或软质内镜等设备完成腹盆腔内手术操作,在无法避免腹壁取标本的辅助切口时,可选择经腹壁隐蔽切口或原手术切口(如阑尾炎切口或剖腹产切口)等腹壁切口取出标本。借道 NOSES 和类 -NOSES 都具有相似于 NOSES 理念,最大限度减少创伤,表现出疼痛轻、恢复快、美容效果好等多个优点,故将二者也合并于 NOSES 理论体系。

二、NOSES 分类与术式命名

1. NOSES 分类

根据取标本途径,胃 NOSES 手术可分为三种,包括经口 NOSES、经直肠 NOSES 与经阴道 NOSES。从解剖角度讲,经口是胃 NOSES 手术最直接、最理想的取标本途径,该途径不会增加其它器官副损伤。然而,由于食管管腔狭长、管壁弹性差,因此该途径仅适用于标本较小的患者。经阴道取标本是目前胃 NOSES 手术最常见的取标本方式,该途径主要适用于标本较大,经口无法取出的女性患者。经直肠取标本目前在临床中应用较少,该方式主要适用于经口无法取标本的男性患者。

2. 胃癌 NOSES 术式命名

为了使胃癌 NOSES 手术命名更加规范统一,本《共识》对胃癌 NOSES 手术的具体术式进行了系统命名,这对相关文献检索和学术交流具有重要意义。目前,胃癌 NOSES 手术方式共有九种,每种术式的全称主要是依据手术切除范围以及取标本途径进行命名。为了与其他器官 NOSES 手术进行区别,本《共识》推荐胃癌 NOSES 手术简称前加上 "Gastric Cancer" 的缩写 "GC"。具体术式简称及全称详见附表 2-1。

三、适应证与禁忌证

与常规腹腔镜手术比较,胃癌 NOSES 手术的适应证要更为严格。首先要符合常规腹腔镜手术适应证要求,同时胃 NOSES 手术也有其特有适应证。根据不同的取标本途径,其适应证也有所区别。

经口 NOSES 手术适应证:①胃壁良恶性肿瘤,内镜下无法完整切除者;②病灶最大直径 <2cm 为宜;③ T2/T3 期为宜。

附表 2-1 胃癌 NOSES 手术命名

手术简称	手术全称	取标本途径
GC-NOSES Ⅰ式	腹部无辅助切口经直肠取标本的腹腔镜下远端胃切除术(毕Ⅰ式)	直肠
GC-NOSES Ⅱ式	腹部无辅助切口经阴道取标本的腹腔镜下远端胃切除术(毕Ⅰ式)	阴道
GC-NOSES Ⅲ式	腹部无辅助切口经直肠取标本的腹腔镜下远端胃切除术(毕Ⅱ式)	直肠
GC-NOSES Ⅳ式	腹部无辅助切口经阴道取标本的腹腔镜下远端胃切除术(毕Ⅱ式)	阴道
GC-NOSES Ⅴ式	腹部无辅助切口经直肠取标本的腹腔镜下近端胃切除术	直肠
GC-NOSES Ⅵ式	腹部无辅助切口经阴道取标本的腹腔镜下近端胃切除术	阴道
GC-NOSES Ⅶ式	腹部无辅助切口经直肠取标本的腹腔镜下全胃切除术	直肠
GC-NOSES Ⅷ式	腹部无辅助切口经阴道取标本的腹腔镜下全胃切除术	阴道
GC-NOSES Ⅸ式	腹部无辅助切口经口取标本的胃癌切除术	口腔

经直肠 NOSES 手术适应证:①胃良恶性肿瘤经口无法取标本者;② T2/T3 期为宜;③标本最大径 ≤ 3cm 为宜;④ BMI<30kg/m^2。

经阴道 NOSES 手术适应证:①胃良恶性肿瘤经口无法取标本的女性患者;② T2/T3 期为宜;③标本最大径为 3~5cm 为宜;④ BMI<30kg/m^2。

胃癌 NOSES 手术相对禁忌证包括:肿瘤局部病期较晚、病灶较大、肥胖患者(BMI ≥ 30kg/m^2)、合并急性胃肠道梗阻、肿瘤穿孔、出血等需要急诊手术者、盆腔手术史者、直肠肛门或阴道畸形等。此外,对于未婚女性、有生育要求或有妇科疾病的患者则不宜选用经阴道取标本。

四、手术设备与技术要求

从设备与工具角度讲,NOSES 手术对设备平台的依赖性低,常规 2D 腹腔镜设备即可开展胃 NOSES 手术。此外,3D 腹腔镜、达芬奇机器人及加长手术器械等设备平台也可完成胃 NOSES 手术,但不同设备平台具有各自的操作特点和技术优势,具体需根据各医疗机构实际情况及医师操作习惯进行选择。

从技术操作角度讲,NOSES 手术对消化道重建及标本取出提出了更高要求,尤其是无菌术与无瘤术的把控。因此,本《共识》建议开展胃 NOSES 手术的医师一定要具有丰富的常规腹腔镜手术经验,术中能够确保严格遵守无菌术与无瘤术的技术要求,并能够熟练完成全腹腔镜下消化道重建,否则不建议开展 NOSES 手术。为了更好把控无菌、无瘤原则,本《共识》重点强调以下两点:①术前及术中准备。对于拟行经直肠或经阴道取标本的患者,术前需进行充分肠道或阴道准备。此外,术区消毒范围必须兼顾上腹手术、下腹手术与会阴操作。②掌握适当操作技巧,如助手吸引器密切配合、大量碘附水冲洗术野、碘附纱布条妙用、取标本无菌保护套使用等,最大限度保证无菌与无瘤操作的实施。

五、体表入路与术中探查

体表入路选择是 NOSES 手术顺利实施的重要前提。胃 NOSES 手术戳卡数目及戳卡位置的选择需考虑标本切除和消化道重建的便利性,也要兼顾经直肠或经阴道取标本的可行性。本《共识》推荐胃 NOSES 手术的体表入路为五孔法。如术中取标本操作困难时,可考虑在左右下腹各增加一个操作孔,便于操作。

从肿瘤学角度讲,胃癌手术全腹腔探查至关重要。从 NOSES 角度讲,肿瘤大小判定以及自然腔道探查也必不可少。因此,本《共识》推荐胃癌 NOSES 手术探查包括三个步骤:①全腹腔探查:包括对肝脏、胆囊、胃、脾脏、大网膜、结肠及系膜、小肠及系膜、盆腔脏器有无种植转移;②肿瘤探查:术中明确肿瘤大小、位置及浸润深度,来决定手术方式及取标本途径;③自然腔道评估:对经口取标本患者,需明确食管有无狭窄、静脉曲张等异常;对于经阴道取标本患者,评估阴道宽松度及弹性,并明确阴道后穹隆处有无粘连,盆腔有无炎症等情况。对于经直肠取标本患者,需明确直肠及周围组织脏器局部解剖情况,综合判断取标本的可行性。

六、标本切除与消化道重建

胃癌 NOSES 手术切除范围与消化道重建应遵循开腹手术及常规腹腔镜手术原则。首先,确保肿瘤的根治性切除,不能因全腔镜下消化道重建或取标本等因素缩小手术切除范围。其次,根据切除病变位置,选择安全合理的手术切除与消化道重建方式。最后,确保吻合口张力低、血运佳、无狭窄以及消化道的连续性。具体标本切除与消化道重建操作建议参考相关指南,如《完全腹腔镜胃癌手术消化道重建专家共识及手术操作指南(2018 版)》或《腹腔镜胃癌手术操作指南(2016 版)》等。

七、经自然腔道取标本操作要点

经自然腔道取标本是 NOSES 手术的特色操作,也是手术成败的关键所在。取标本操作需遵循以下几个整体原则:①严格遵守手术适应证,根据不同取标本途径的适应证要求来选择手术方式。②严格遵守肿瘤功能外科原则和损伤效益比原则。③熟练掌握NOSES手术的操作技巧与要领,注重手术团队的整体配合。④如术中评估取标本困难时,应及时终止经自然腔道取标本操作。取标本操作主要包括标本腹腔内转运、自然腔道切开、标本经自然腔道取出以及自然腔道缝合四个步骤。

1. 经直肠取标本操作要点

(1)标本腹腔内转运:胃标本切除位于上腹部,经直肠或经阴道取标本操作位于盆腔,因此取标本前需将标本从上腹部转运至盆腔。转运前需将标本装入管状保护套内封闭,在隔离状态下将标本转运至盆腔,避免肿瘤细胞播散与种植。

(2)直肠前壁切开:直肠肠壁具有柔软、弹性大的解剖特点。直肠切口位置建议在腹膜返折上5cm的直肠前壁,切口大小约3cm,肠管切开方向需平行于肠管走行。此处切开肠壁有利于标本取出及直肠切口缝合。在切开直肠壁前,助手可经肛门置入碘附纱团于直肠预切开处,将直肠壁充分撑起,既可确保肠管切开时不损伤对侧肠壁,也可起到很好的指示作用。此外,建议使用电钩切开肠壁,电钩操作更加精准并能最大限度减少肠壁损伤。

(3)经直肠取标本:标本转移至盆腔后,助手经肛门用卵圆钳将标本缓慢拉出体外。取标本过程中,术者与助手需密切配合,使标本一直保持条状,这更有利于标本取出。切忌强行牵拉标本,导致标本成团并堆积于直肠切口处。整个取标本过程必须在腹腔镜监视下完成,不可盲目操作。

(4)直肠切口缝合:肠管切口缝合需采用纵切纵缝,用倒刺线于切口远端向近端进行连续全层缝合,第二层采用浆肌层包埋缝合。缝合后需进行充气注水试验检测切口是否缝合确切,有条件单位可以使用内镜进行检查。

2. 经阴道取标本操作要点

经阴道取标本操作中的标本转运和标本取出与经直肠取标本一致,此处重点强调阴道的切开与缝合操作要点。

(1)阴道切开:由于阴道后穹隆便于腹腔镜下暴露,该部位无重要血管、神经,并具有良好的弹性和愈合能力,且术后远期不影响性生活,因此后穹隆是阴道切口的首选位置。阴道切开包括腹腔镜下切开和经阴道切开,术者可根据操作习惯进行选择。腹腔镜下切开:钳夹并向外向上牵拉宫颈,阴道拉钩暴露后穹隆,腹腔镜直视下在两侧子宫骶韧带之间作一2~3cm横切口,自子宫直肠反折腹膜切向阴道黏膜,直达阴道壁全层,并向左右两侧延伸切口;经阴道切开:阴道拉钩暴露宫颈,两把组织钳钳夹并向外向上牵拉宫颈,暴露后穹隆,在后穹隆中点作一2~3cm的横切口,切开深度为阴道壁全层,用长弯钳或长弯钝头剪刀向深层分离达后腹膜,剪开后腹膜,并自阴道4~8点向左右两侧延伸切口。标本装袋取出后,冲洗阴道。

(2)阴道缝合:阴道切口缝合包括体外缝合和腹腔镜下缝合,术者可根据操作习惯进行选择。缝合方式多采用倒刺线从阴道切口一端向另一端进行连续缝合,经阴道可采用可吸收线将切口处腹膜和阴道黏膜进行全层缝合。缝合后需行阴道指诊检查切口是否缝合确切。

3. 经口取标本操作要点

经口取标本不涉及自然腔道的切开缝合以及标本的转运,主要操作要点为标本经食管口腔取出。本《共识》建议经口取标本过程中,需将标本置入保护套中进行封闭,并在内镜全程指引下完成标本取出。

八、并发症预防与处理

胃癌NOSES手术并发症主要涉及两方面内容,即常规胃切除手术相关并发症与NOSES手术特有并发症。考虑篇幅限制,本《共识》将重点强调如何预防自然腔道损伤,以及如何处理自然腔道损伤相关并发症,这也是开展NOSES手术必须面对的问题。

经口NOSES手术并发症:经口取标本胃癌NOSES最主要的并发症为食管管壁损伤、出血。由于食管管腔狭长、管壁弹性差、存在三处生理性狭窄,这些因素增加了取标本的操作难度,同时也增加了食管管壁损伤的风险。因此,本《共识》建议开展该术式时,术前一定要充分评估食管管腔是否存在异常,对于存在食管静脉曲张或异常狭窄者,不可进行该操作。如取标本过程中出现食管管壁损伤或出血时,需及时在内镜下进行治疗。

经直肠NOSES手术并发症:经直肠取出标本主要面临的并发症是肛门括约肌损伤及直肠切口漏。近年来,经直肠取标本NOSES报道逐渐增多,但患者术后肛门功能异常或括约肌损伤的报道十分少见。因此,只要严格把握适应证、掌握取标本技巧是可以避免肛门括约肌损伤的。直肠切口漏是经直肠NOSES手术的另一并发症。为最大限度降低该并发症发生风险,术者必须严格按照《共识》中的相关要求完成操作。术后直肠切口漏确诊后应尽早治疗,局部通畅引流、控制感染是早期治疗的关键。多数漏口通过引流冲洗能达到自愈。如长时间不能自愈应考虑手术治疗,可行粪便转流术或再次行肠切除吻合。

经阴道NOSES手术并发症:阴道后穹隆处没有重要血管和神经分布,该处行切口不会影响术后性生活。经阴道NOSES手术存在继发感染等风险,术中需严格保证无菌无瘤操作。

九、临床研究与技术培训

目前,胃癌NOSES手术在我国的开展尚属起步阶段,有关胃癌NOSES

相关研究多为单中心、小样本、回顾性研究,研究质量欠佳,证据等级不足。因此,对于胃癌 NOSES 手术仍需要大样本、多中心的前瞻性研究来进一步探讨胃癌 NOSES 手术的相关问题,主要包括围术期并发症,尤其是腹腔感染与吻合口漏的发生率、自然腔道损伤与功能影响以及患者的肿瘤学预后等。此外,针对 NOSES 手术的潜在优势,建议开展对胃癌 NOSES 患者的生活质量调查、社会心理学及卫生经济学等方面的评估和研究,以全面评价胃癌 NOSES 手术开展的可行性和必要性。

要确保胃癌 NOSES 手术健康有序发展,必须重视其临床开展的规范性。因此,建立以 NOSES 手术为核心的学术组织,开展以 NOSES 手术为主题的学术活动,以及对医师进行 NOSES 手术的规范化培训是从根本上保证 NOSES 手术规范开展的核心环节。因此,建议今后能开展针对胃 NOSES 手术的医师规范化培训以及相关学术活动,确保胃癌 NOSES 手术临床开展的规范性,提高我国胃癌 NOSES 手术的整体水平。

【参考文献】(略)